U0322926

常见慢性病防治食疗方系列丛书

防治胃病的**养胃**食疗方

主编　郭　力　李廷荃

编　者（按姓氏笔画为序）：

于　涛　　王红微　　刘艳君　　齐丽娜

孙丽娜　　何　影　　张　彤　　崔乔礼

董　慧

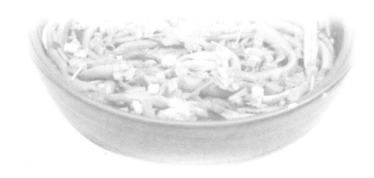

中国协和医科大学出版社

图书在版编目（CIP）数据

防治胃病的养胃食疗方 / 郭力，李廷荃主编. —北京：中国协和医科大学
出版社，2017.9
ISBN 978-7-5679-0657-0

Ⅰ．①防…　Ⅱ．①郭…②李…　Ⅲ．①脾胃病-食物疗法　Ⅳ．①R247.1

中国版本图书馆 CIP 数据核字（2017）第 091334 号

常见慢性病防治食疗方系列丛书
防治胃病的养胃食疗方

主　　编：郭　力　李廷荃
策划编辑：吴桂梅
责任编辑：吴桂梅

出版发行：**中国协和医科大学出版社**
　　　　　（北京东单三条九号　邮编100730　电话65260431）
网　　址：www. pumcp. com
经　　销：新华书店总店北京发行所
印　　刷：中煤（北京）印务有限公司

开　　本：710×1000　　1/16 开
印　　张：11.5
字　　数：190 千字
版　　次：2017 年 9 月第 1 版
印　　次：2017 年 9 月第 1 次印刷
定　　价：38.00 元

ISBN 978-7-5679-0657-0

前　言

　　俗话说"十胃九病"，可见胃病是很常见的病，也是很难彻底治愈的病。年龄越大，发病率越高，而且近年来胃病呈现年轻化趋势更应值得我们重视。日常生活中不良的饮食习惯，如常食熏制食物、高脂肪、高蛋白食物、过烫食物、加工过于精细而缺少纤维素的食物及高盐饮食和饮烈性酒等，都可能导致胃病的发生。因此要想胃好，就要靠平时的"养"。

　　中医讲"药食同源"，就是人们常说的"药补不如食补，药疗不如食疗"，这是中华五千年文明史的经验总结。因此，人们一直在探索如何选择、搭配、烹调，并根据自己的身体状况科学调理，既吃得美味可口，又吃得营养均衡，既可使摄入的营养成分有利于防病健体，又可美容助颜，延缓衰老，这就是现代营养学的科学饮食调养方法。然而，食疗方法大多为医生所掌握，寻常百姓对各种疾病的食疗知识了解甚少。因此，尽快普及营养科学知识，及时指导人们建立健康、文明、科学的生活方式是当务之急，本书就是为此而编写的。

　　本书详细地介绍了胃病的基础知识和患者的饮食原则，科学系统地介绍了胃病患者适宜食用的粥、羹、菜肴、汤肴以及茶饮方等食谱。对每一道食谱的原料、制作、用法、功效都作了详细的阐述，并配有精美的图片，既见效，又安全。

　　本书融知识性、实用性、科学性和趣味性为一体，为胃病的防治提供了行之有效的思维方法和食疗防治知识。

　　由于编者水平有限，书中存在疏漏或未尽之处，恳请广大读者指正，以便再版时修改。

编者

2017 年 2 月

目　录

第一章　防治胃病的基础知识

第一节　什么是胃病

一、胃病的概念

日常生活中人们常说的胃病，实际上是许多种疾病的统称。一般来说，临床上所指的胃病，是指表现在胃部的疾病的泛称，同时也包括十二指肠疾病。

常见的胃病有急性胃炎、慢性胃炎（慢性浅表性胃炎、慢性萎缩性胃炎）、胃溃疡、十二指肠溃疡、胃十二指肠复合溃疡、胃息肉、胃结石、胃的良性及恶性肿瘤、胃黏膜脱垂、幽门梗阻等。

胃部发生疾病时，除了出现上腹疼痛外，还常表现为反酸、胃灼热、恶心、呕吐、胀满不适等症状，发作常与饮食相关。胃病是常见病，多发病，男女老少均可罹患，而且病程长，易复发，对人们的健康威胁很大。

二、饮食不当可致胃病

食物是维持人体生命活动所不可缺少的。饮食量、饮食成分、饮食习惯等，不仅对维持整个机体的功能活动是重要的，而且往往是胃病本身的常见致病原因。

暴饮暴食、饥饱无常，超过了胃的受纳、消化功能的限度，或打乱了胃收缩、舒张的正常运动节律，久而久之可致慢性胃病。野外作业，风餐露宿，长途奔波，餐饮失常，发生腹痛、腹胀、消化不良的概率比一般人群高得多。误食变质蔬菜、鱼虾、食品等，常引起急性胃肠炎症，出现呕吐、胃痛，或伴有腹泻。进食大量的柿子、黑枣等，还常引起胃石症。

食有五味，过则有害无益。如过服辛辣刺激、油炸烘烤之品，易生胃热。过用咸味、喜热烫饮食，易于损伤食管，胃黏膜，或改变胃内小环境，这些人发生食管癌、胃癌的概率较高。常吃霉变食物，也是慢性胃病甚至胃癌的致病因素。

另外，长期或一次摄入大量酒精，能直接破坏胃黏膜屏障，使胃腔内的氢离子反弥散进入胃黏膜，引起胃黏膜充血、水肿、糜烂。

三、胃病高发人群

研究表明，长期处于紧张、压力、焦虑等情绪的人群，如驾驶员、飞行员、医疗人员，其发生慢性胃炎的概率比较高。因为他们长期处于紧张状态，常常导致自律神经和胃功能失调。此外从事生活作息有别于一般行业的工作者，如夜班护士、工厂作业员等人群，也比较容易得胃病。因为他们生理时钟长期处于紊乱状态，常常导致内分泌失调。

四、胃病的常见症状与自我诊断

1. 饭后饱胀、终日饱胀感、嗳气但不反酸、胃口不好、体重逐渐减轻、面色轻度苍白或发灰。这种情况要注意及时检查，看是不是得了慢性胃炎，特别是慢性萎缩性胃炎、胃下垂。

2. 饭后上中腹痛、恶心、呕吐、积食感，病的时间可能已经很长；疼痛有规律，如受凉、生气、吃了刺激性食物后发作。这种情况可能是胃溃疡。

3. 经常在饭后2个小时左右出现胃痛，甚至半夜疼醒，吃点东西可以缓解，常有反酸现象。秋冬季节发作频繁，疼痛在上腹偏右，有节律。应警惕可能患有十二指肠溃疡或十二指肠炎症。

4. 饭后腹部胀痛，常常有恶心、呕吐，偶有呕血，过去有胃病史近来加重，或过去无胃病近期才出现，且伴有贫血、消瘦、不思饮食，在脐上或心口处摸到包块。这种情况应高度警惕胃肿瘤的可能性。

第二节　防治胃病的日常饮食指导

一、日常养胃原则

现代社会快节奏的生活常常使人们为"保胃"伤透了脑筋。胃病防治应当遵循"三分治七分养"的原则，下面让我们了解一下日常养胃原则。

1. 合理营养与膳食平衡

各营养素之间要维持适当比例和平衡，既防止一种或数种营养素缺乏，也防止因摄入过多而引起危害，以保证人体正常生长发育、修补组织、维持体内各器官的正常生理活动，提高机体的免疫力及抵抗力，以适应各种环境及完成各项生活活动与生产活动的需要，预防和治疗某些疾病。对老年人抗衰老延长生命来说，这一点更具有重要意义。

维生素C能对胃起到保护作用，胃液中保持正常的维生素C的含量，能有效发挥胃的功能，保护胃部和增强胃的抗病能力。因此，要多吃富含维生素C的蔬菜和水果。

2. 备膳的食物中不得含有对人体有害的物质

"病从口入"这句古老的民谚，通俗而深刻地说明饮食卫生与疾病的密切关系。即使是味美可口的饮食，也可以使人患病甚至危及生命，这就是一种食物的两个方面。因此，要避免食物污染上致病细菌及所产生的毒素、寄生虫卵、幼虫，以及化学毒物、农药、致癌物等。

3. 在食物的加工、贮藏、烹调等过程中应尽量减少营养素的损失

谷物碾磨过细不仅使无机盐微量元素、维生素及食物纤维受损失，蛋白质、脂肪、碳水化合物也减少了。加碱及油炸可使粮食中维生素 B_1、维生素 B_2、尼克酸大量损失。蔬菜切碎后浸泡可使水溶性维生素流失，不同种的蔬菜在不同烹调方法下维生素损失率不一，但水煮后挤压去汁可损失大量维生素及无机盐微量元素。

4. 选择容易消化的食物

容易消化的食物，是指不会刺激胃黏膜且容易通过胃的食物，应避免食用过于坚硬的食物（如花生、开心果），以及纤维素含量过高的食物（如竹笋、芹菜、芋头）。但如果想吃，可以采用加工的方式（如磨碎、加热、煮至熟烂），将食物处理成比较容易消化的形式。

5. 少吃油炸食物和腌制食物

油炸食物不容易消化，常吃会加重消化道负担，多吃会引起消化不良，还会使血脂增高，对健康不利。而腌制食物中含有较多的盐分及某些可致癌物，不宜多吃。

6. 少吃生冷食物和刺激性食物

生冷和刺激性强的食物对消化道黏膜有较强的刺激作用，容易引起腹泻或消化道炎症。

7. 避免调味过重

甜、咸、辛辣等调味过重的食品都会刺激胃黏膜，致使胃酸分泌过多，使原先的溃疡或炎症扩大，所以养胃饮食以清淡为原则。

8. 减少摄取脂肪

脂质的彻底分解是在小肠中进行，在胃中停留过久，会造成消化功能障碍，故应注意油脂的摄取量，不宜过多。

9. 避免刺激性饮料

许多刺激性的饮料，如咖啡、浓茶、碳酸饮料等都会刺激胃黏膜、促进胃液分泌，故应尽量减少饮用量。

10. 节制饮酒

一方面，适量饮用低度酒，能增加胃部血管的血流量；另一方面，长期或一次大量饮用烈性酒，能直接破坏胃黏膜屏障，引起胃黏膜充血、水肿、糜烂，甚至出血。因此，可适量饮用米酒、啤酒、葡萄酒等低度酒，禁止大量饮白酒或酗酒。

11. 少吃过酸的食物

有些酸度过高的水果，如菠萝、柳丁、橘子等，对溃疡会产生刺激，最好少食。

但也并非完全禁止，可以改在饭后少量食用。

12. 进食温度适宜

进食温度应适宜。凡是生冷、凉食都应少吃，否则会引起腹痛、泻痢等疾病。饮食也不可太热，因为过热的饮食可使食管黏膜上皮细胞经常遭受烫伤，在损伤修复过程中，如果不断受到外界的刺激，增生的上皮细胞就有可能发生恶变。

13. 培养良好的饮食习惯

（1）规律饮食，三餐定时：三餐要定时，两餐间隔 4~5 个小时。有研究表明，胃酸分泌具有一定的规律性，常食零食或吃饭的时间不固定，会使脾胃工作紊乱，破坏了胃酸分泌的正常节律，久之可导致胃病。而有规律地进餐，定时定量，可形成条件反射，有助于消化腺的分泌，更利于消化；还有每餐的进食量应适度，过饥或过饱，均会使胃正常运转失常而致消化不良。因此，应养成定时、定量饮食的良好生活习惯，做到每餐食量适度，每日 3 餐定时，到了规定时间，不管肚子饿不饿，都应主动进食，避免过饥或过饱。

（2）切忌暴饮暴食：不要过度饥饿，也不要吃得过饱，以七八分饱为最佳。千万不要因为食物可口而贪吃，也不能因为食物无味而不吃。如果遇到美味食物就暴饮暴食，完全不顾自己的胃肠，会加重胃肠的消化负担，容易造成胃肠消化功能紊乱。

（3）早餐要吃好：要保护好胃首先要吃好早餐。经过一夜的睡眠，人体内储存的葡萄糖已经被消耗殆尽，这时急需补充能量与营养。早上不进食，就不能弥补夜间丧失的水分和营养素，使血黏度增加，不利于一夜间产生的废物排出，从而增加患结石以及中风、心肌梗死的危险。

（4）晚餐少量清淡为宜：人生活是按照大自然的规律的，晚上人要休息了，消化液也会比白天少些，所以晚上要吃容易消化的食物，并且不能吃得太饱，晚上人的活动量也会少些，吃多了就消耗少，对健康不利。即便是睡前 2 小时也最好不要吃东西。

（5）饮水择时：专家提醒，每天最佳的饮水时间是晨起空腹时及每次进餐前 1 小时，千万不要在餐后立即饮水或用汤泡饭，因为餐后立即饮水会稀释胃液，用汤泡饭也会影响食物的消化。

（6）用餐时要专心、保持心情愉快：食物的消化、吸收，需充足的血液供应胃肠道。若一边进食，一边思考问题，或一边进食，一边看书、看电视，大量的血液要供应脑部，直接影响胃肠道的血液供应，长此以往，势必影响胃的功能，导致胃病的发生。因此，进食时要专心致志，不可一心二用。

（7）细嚼慢咽：吃饭的时候，反复细嚼的过程中，由于条件反射，胃、肠、胰、胆开始转入活动状态；待食物咽下后，胃、肠、胰、胆的分泌或蠕动便可进入活跃状态，使消化过程顺利进行。另外，食物充分咀嚼次数愈多，随之分泌的唾液也愈多，对胃黏膜也有保护作用。

（8）饭后不要立即工作或从事活动：因为吃饭后消化器官需要大量的血液供应，进行紧张的"工作"。若在这时工作或从事活动，势必会被骨骼肌"抢走"许多血液，结果造成消化道缺血，不但胃肠的蠕动减弱，而且消化液的分泌也会显著减少，这将引起消化不良。

胃病患者饮食"八宜"

1. 饮食宜淡

"胃喜淡薄而畏多谷"，证明淡味的食品是养胃的，素淡的食品便于人体消化吸收，便于保护胃。因此提倡胃病患者饮食宜素淡，少食肥甘厚味的食物。

2. 饮食宜软

胃病患者不宜吃坚硬的食物，如葵花子、炒花生米等干果以及油炸、坚韧、半生半熟之物。这些食物如不细细咀嚼，不仅不易消化，或刺伤胃络，引起糜烂或出血。胃病患者，煮饭食以及瓜菜、鱼肉之类，必须极软烂而入口，以便于消化吸收。出血性、糜烂性胃炎、溃疡病必须进软食，或流食、半流食。

3. 饮食宜温

有胃病的患者喜欢吃热食，感觉这样才舒服，其实这样对胃和食管的损伤最大。饮食的温度以"不烫不凉"为度，即一般保持在40~50℃为宜，温的食物对胃有保护作用。过热饮食，能烫伤胃黏膜，使胃黏膜保护作用降低，还能使胃黏膜血管扩张，可导致胃黏膜出血。过冷饮食，使胃黏膜血管收缩，胃黏膜血流量减少，影响胃的功能，同时过冷饮食还能刺激胃蠕动增强，甚至产生胃痉挛。

4. 饮食宜鲜

胃病患者饮食宜鲜一是指适量吃新鲜蔬菜和水果，蔬菜和水果的抗癌作用现已被充分肯定；二是吃新鲜食物，不食陈腐和过夜的食物，包括一些油炸和腌制食品；三是多食一些保鲜食品。

5. 饮食宜精

精是指将饮食精加工细制作，胃病患者不宜吃粗糙和粗纤维的食物，尤其是消化道出血的患者，有时需要无渣饮食，以减少食物纤维对胃肠黏膜的刺激而加重病情。故食物的纤维摄入量应有限制。

6. 饮食宜洁

饮食宜洁是指食物制作过程、厨师的卫生、储存及器皿、餐具应清洁。胃病患者应注意不吃不干净的食物。生吃蔬菜、瓜果要洗净，以防农药、化肥的污染中毒。有报道称吃黄曲霉菌污染的花生宜患肝癌；日本有人食用混有润滑粉的大米，因粉内含石英纤维极多而致胃癌。

7. 饮食宜少

有些胃病患者吃得少，整日怕营养不够，认为多吃一些对身体才有帮助。其实不然，胃病严重时多吃一点，更容易引起疾病的发作。饮食宜少而适度，少食可以养胃，黏、硬、难消化的宜少食；荤、油腻的宜少食；腌制的宜少食；香燥煎炒的宜少食；饮茶宜少；饮酒宜少。特别是中老年人，一日三餐，数量以八成饱为宜。

8. 饮食宜缓

胃病患者饮食宜缓是指在进餐时务必细嚼，细嚼的好处很多：①把食物磨得很碎，既有利于消化，减轻胃的工作负担，还有固齿作用；②多咀嚼可增加唾液的分泌，唾液中的淀粉酶可以把食物中的淀粉分解为麦芽糖，减轻十二指肠的工作负担；③唾液可以中和胃酸，还具有提高胃肠黏膜屏障的作用。

三、养胃饮食"五忌"

古语说："药补不如食补"，说明了食疗对疾病康复治疗的重要作用。但是，我们不仅应知道该吃什么，还应知道不该吃什么，也就是说要做到饮食合理，必须了解和注意饮食禁忌。

1. 忌过五味

（1）过辛辣：辛辣味有行和散作用。适当进食辛辣食物能疏通血脉，增进食欲。民间常用生葱、生姜、辣椒适量煎汤口服，能暖身散寒，辅助治疗风寒感冒。但嗜食辛辣则对身体有害，辛味太过易伤人正气，如出现筋脉软弱，弛缓无力。

（2）过酸：酸味有生津止渴的作用。适当进食酸性食物能增进食欲，减轻油腻。病后厌食，稍食酸味果脯能促进食欲恢复。但过食酸味食品对身体不利，易导致全身无力。偏食酸性食物会酸化血液，易产生疲劳感，久则影响大脑和神经功能，引起记忆力下降，思维能力减退。患腰肌劳损的人多食酸易诱发腰痛。

（3）过苦：少量进食苦味食品能爽口健胃。但过用苦味则会败胃。

（4）过甘：适当进食甜味食物，对身体有利。但如过食甜味，会害脾生痰损坏牙齿。

（5）过咸：人不可不吃咸，但是不宜多吃咸。因咸能软坚，多食咸则伤骨，伤肌，对高血压和水肿患者尤其不利。

2. 忌油腻厚味

素食为主，荤素搭配是人类健康长寿的秘诀。如摄入过多的油腻厚味之品，易导致胃肠不清，出现腹胀，痔疾下血等。淡食为主的饮食能清理肠胃。常用的淡食方法就是少吃油腻，多吃蔬菜。

3. 忌饥饿失常

饥饱失常主要指饥饿、食不定时和进食过饱。到吃饭的时候而不进食，就会出现强烈的饥饿感，胃内消化液对胃会产生自身消化作用，或因饥饿而饥不择食，暴饮暴食，这都不利于养身健体。摄食过多，营养过剩，总热量超过人体需求，易产生肥胖。

4. 忌饮食不洁

食入腐败和污染的食品，可能引起腹痛、腹泻、下痢、呕吐等脾胃病变，严重者也可引起黄疸、肾病或心脑等其他脏器的病变。应警惕食入被农药污染的五谷、果菜。

5. 忌不合理搭配

早在东汉《金匮要略》就指出："生葱不可共蜜食之，杀人"。《本草纲目》指出饮食禁忌达 63 种，如兔肉忌生姜、陈皮；雉肉忌木耳、蘑菇；野鸭忌木耳；雀肉忌酱，虾子忌猪肉、鸡肉；黍米忌蜜、牛肉；韭薤忌蜜、牛肉；白花菜忌猪心肺；鲫鱼忌蒜、糖；羊肉忌豆酱；鸡肉忌生葱、糯米；鳖肉忌苋菜；枣子忌葱、鱼，生葱忌犬肉等。以上都是古人的经验，可供参考。随着科学的发展，还不断发现有些食物不宜同食，如：

（1）柿子和红薯：柿子和红薯同吃会影响健康，因为红薯含糖量多，吃进胃以后产生大量胃酸，胃酸与柿子中所含的鞣质、果胶等发生应用，凝成块状，结成胃石。

（2）茶叶蛋：我们一般都比较喜欢吃茶叶蛋，但是茶叶蛋中含有很多对胃不利的元素，茶叶中的生物酸碱成分在烧煮时会渗透到鸡蛋里，与鸡蛋中的铁元素结合，这种结合体不仅不容易消化，而且还会对胃产生刺激作用，所以胃肠病患者尽量少吃茶叶蛋。

（3）土豆炖牛肉：土豆炖牛肉是一道非常普通的菜，但是有报道称，这其实不是一道十分科学的菜。这两种食物搭配起来不容易被消化，会加重胃肠的消化负担。

（4）橘子和牛奶：刚喝完牛奶就吃橘子，牛奶中的蛋白质就会先于橘子中的果酸和维生素 C 相遇而凝固成块，影响消化吸收，而且还会引起腹胀、腹痛的症状，不利于消化。

（5）豆浆和鸡蛋：我们知道这两种食物都是特别有营养的，但是两者相结合不仅不会增加营养，而且还会使原本含有的营养成分消失。豆浆单独饮用有很强的滋补作用，但其中含有一种特殊物质叫胰蛋白酶，它与鸡蛋中的卵松蛋白相结合，会造成营养成分的损失，降低二者的营养价值。

（6）豆腐和猪血：猪血中含有丰富的铁元素，是保持人体健康不可或缺的，但是其中还含有破坏营养的物质，如果同豆腐一块食用，就会破坏豆腐中原有的营养物质，所以胃肠疾病患者不宜把这两种食物混合食用。

（7）蛋白质含量高的食物和浓茶：我们认为，在食用肉类和海鲜等食物后饮用浓茶，可以帮助去除脂肪。其实，这种想法是不具有科学道理的。蛋白质含量高的食物和浓茶搭配，会加重肠胃的消化负担，使食物留在肠胃内长期得不到消化，容易导致便秘；另外，这两种食物进行搭配会使人体的吸收系统发生紊乱，有可能把一些致癌物质和有害物质吸收到体内。

（8）猪肝和菠菜：猪肝中含有丰富的铜、铁等金属元素，一旦与维生素 C 含量较高的菠菜结合，金属离子很容易使维生素 C 氧化而失去本身的营养价值，所以尽量不要将二者同吃。

四、不同群体饮食禁忌

1. 老年人饮食禁忌

老年人的饮食禁忌除了应遵守一般的饮食禁忌原则外，还应该注意食品制作宜精、宜细、宜软、宜烂、宜温，反之则不适宜。根据老年人脾胃虚弱的特点，提倡食粥为宜。

2. 儿童饮食禁忌

儿童由于年龄相差较大，个体差异也较明显，在饮食、喂养中的禁忌也各有不同。总而言之应注意：①忌零食零吃；②忌追赶喂食；③忌偏食挑食。上述不良饮食习惯往往会引起儿童食欲减退、食积、泄泻、疳积等病证，从而不利于儿童的身体发育。

3. 孕产妇饮食禁忌

孕妇精血内聚养胎，从整体上说呈阴亏状态，所以有产前宜凉的说法。产前宜凉并不是专指用药宜凉，选择食品也应偏凉润者为好。又有产后宜温的说法、同样道理产后宜温并不是专指用药温补而言，选择食品比应带温补者为好。而且，孕产妇体质上存在差异，对食物的择食爱好也不完全相同。总的说来应注意禁忌：①孕初忌油腻，以免引起脾胃不和，或恶心、呕吐不易控制，造成营养缺乏；②孕妇忌燥热，以免助热伤阴，造成孕妇营养不良或胎怯；③产妇忌以补代食，因壅补、蛮补往往造成产妇胃肠积滞，或产后恶露排出不畅；④产妇忌生冷酸涩，防其损伤脾胃，导致恶露不畅，或回乳缩乳。

五、胃病患者适宜食用的食物

1. 主食类

主食类的食物主要包括大米、粳米、糯米、小米和小麦，这些食物对胃和脾的保健有很大的作用，胃病患者可经常食用各种米粥，对胃病调养很有帮助。

2. 蔬菜类

蔬菜富含各种维生素，健康人多食蔬菜可增强人体抵抗力和免疫力，使人体尽可能少受病毒的侵害，从而保持身体的健康。对胃病患者来说是一种既美味又有效的"药物"。适合胃病患者食用的蔬菜有：菠菜、甘蓝、胡萝卜、南瓜等。

3. 水果类

水果和蔬菜一样都具有丰富的营养，对人体的健康起到很大的作用。适宜胃病患者食用的水果有：葡萄、草莓、木瓜、苹果、香蕉、桑椹等。

4. 肉蛋类

肉蛋类食品中含有丰富的蛋白质及其他营养物质，对胃病患者来说是十分必要的。适合胃病患者食用的肉蛋类有：鸡肉、牛肉、羊肉、猪肉、鲫鱼、鸡蛋等。

除以上食物之外，各种豆制品、牛奶、姜和大蒜对胃病患者来说也是比较适宜的，这些食品可以提高人体的消化能力，对于治疗呕吐、修复胃黏膜益处颇多。

六、胃病患者不宜食用的食物

1. 刺激性食物

包括烟、酒及辛辣、生冷之品，浓茶、咖啡类饮料，脂肪，甜食等。辛辣食品可刺激胃黏膜充血，久而久之会导致慢性胃炎；过多的脂肪和甜食会引起胃酸的分泌增加。即使蛋白质类食品也应以适量为宜，否则会加重胃的负担。多食冷食会降低胃的温度，使胃的抗病力下降，而且冷食致病性微生物含量也往往较多，因此，多食冷食容易导致胃病。

2. 油炸、煎炒类食品

此类物品经油炸后变性，质地变硬，不宜消化，增加了胃的机械磨损。建议吃蒸、煮、烩的食物，以减少对胃黏膜的刺激。

3. 零食

平时经常吃零食，会破坏胃消化酶分泌的正常规律，使胃得不到合理的休息。

七、日常养胃饮食法

1. 卷心菜

含有葡萄糖芸苔素、酚类、含硫的抗甲状腺物质，较多的维生素 C 等。卷心菜四季皆有，冬季煮食，夏季凉拌，为佐餐佳肴，宜常吃多吃。

2. 藕

含淀粉、蛋白质、天门冬素、维生素 C、焦性儿茶酚等。食用时刨皮、切片，炒、凉拌均清爽可口。

3. 猴头菇

含有多肽和多糖类物质。新鲜猴头菇 50 克煮汤，可常食。

4. 饴糖

为米、大麦、小麦、粟或玉蜀黍等经发酵糖化剂制成的糖类食品，主要含有麦芽糖。用饴糖 1~2 汤匙，温水化服，可缓解消化性溃疡所致的疼痛。

5. 蜂蜜

含果酸、葡萄糖、糊精、树胶及含氮类化合物、有机酸、挥发油、色素、酵母、酶类、无机盐类、维生素及多种微量元素等。蜂蜜对胃黏膜的溃疡面有保护作用。每日可服新鲜蜂蜜 100 克，分 3 次服用。

6. 山药

山药味甘，归脾经，有补脾胃的功能，为滋养的平补脾胃药。可单味大量持续服用，也可配入复方中，山药粥长期服用对胃溃疡有较好的疗效。

7. 土豆

《中国药膳》记载：土豆性味甘、平，功效健脾健胃、益气和中。适用于胃病、便秘及十二指肠溃疡等症。

八、牛奶的正确喝法

众所周知，牛奶富含多种营养元素，例如蛋白质、矿物质、脂肪和维生素等，还含有大量的氨基酸和干酪素，可以为人体提供必需的热量和营养。在日常生活中应该注意多摄取，特别是对老年人，更是十分必要的。

但是对于胃溃疡患者来说，喝牛奶会加重病情。以往的观念认为，牛奶属于碱性饮料，具有中和胃酸、保护胃壁的效果，甚至还认为，牛奶中丰富的动物性蛋白质、脂肪和钙质具有"治疗"胃溃疡的效果。但近来的临床经验表明，多餐次的牛奶饮食较之普通膳食，更能不断地刺激胃酸分泌，因而其治疗胃溃疡的价值已引起广大学者的怀疑。

此外，牛奶中含有大量的乳糖，患慢性溃疡、肠炎或胃肠功能紊乱的中年人对乳糖的耐受性较差，常喝牛奶易腹泻，故不宜多喝牛奶，可以常喝豆浆。

对于胃病患者可以常喝酸奶，因为酸奶中的益生菌更有助于胃肠道的消化和吸收。一些研究也证实，在治疗胃幽门螺旋杆菌感染时，除了每天服用药物以外，每天饮用两次 200 毫升的酸奶，不但可以改善病情，还可以补充因杀菌药物的副作用而导致的益生菌减少。但应注意，服药和饮用酸奶的时间，宜间隔两个小时，以确保益生菌吸收的效率。

九、不同胃病患者的饮食原则

1. 慢性胃炎患者的饮食原则

慢性胃炎是指各种原因引起的胃黏膜慢性炎性病变，是一种常见病、多发病。在纤维胃镜检查中，慢性胃炎占所有胃病的 80% 以上。它的发病率随年龄增长而升高。通过对慢性胃炎的病因学分析已经证实，慢性胃炎的发病与饮食不当的关系最为密切。因此，慢性胃炎的饮食调理是综合治疗的一个重要方面。

（1）注意食用具有营养的食物：多吃些高蛋白食物及高维生素食物，保证机体的各种营养素充足，防止贫血和营养不良。对贫血和营养不良者，应在饮食中增加富含蛋白质和血红素铁的食物，如瘦肉、鸡、鱼、肝等。高维生素的食物有深色的新鲜蔬菜及水果，如绿叶蔬菜、西红柿、茄子、红枣等。每餐最好吃 2~3 个新鲜山楂，以刺激胃液的分泌。

（2）注意食用酸碱平衡：当胃酸分泌过多时，可喝牛奶或豆浆、吃馒头或面包以中和胃酸；当胃酸分泌减少时，可用浓缩的肉汤或鸡汤、带酸味的水果或果汁，刺激胃液的分泌，帮助消化，要避免引起腹部胀气和含纤维较多的食物，如豆类、豆制品、蔗糖、芹菜、韭菜等。当患有萎缩性胃炎时，宜饮酸奶，因酸奶中的磷脂类物质会紧紧地吸附在胃壁上，对胃黏膜起保护作用，使已受伤的胃黏膜得到修复，酸奶中特有的成分乳糖分解代谢所产生的乳酸和葡萄糖醛酸能增加胃内的酸度，抑制有害菌分解蛋白质产生毒素，同时使胃免遭毒素的侵蚀，有利于胃炎的治疗和恢复。

（3）当口服抗生素治疗某些炎症性疾病时，应同时饮用酸奶，既补充了营养，又避免了抗生素对人体产生的不良反应，因为酸奶中含有大量的活性杆菌，可以使抗生素药物引起的肠道菌群失调现象重新获得平衡，同时保护了胃黏膜。

2. 溃疡病患者的饮食原则

溃疡病的病灶发生在胃和十二指肠黏膜或黏膜下层，随时都受着胃液和食糜的刺激，它的发生、发展、症状轻重及愈合，与饮食都有密切关系。因此，溃疡患者不能光靠药物治疗，合理的饮食对本病患者有积极作用。

溃疡患者的饮食原则，应使食物无不良刺激，能抑制及中和胃酸分泌，有利于症状减轻和溃疡愈合。要求做到：

（1）尽可能选用营养丰富的食物，特别是含有足够蛋白质、维生素 C、维生素 B₁ 和维生素 A。它们有帮助修复受损伤组织和促进溃疡面愈合的作用。

（2）避免化学性和物理性刺激过强的食物，例如促进胃酸分泌的浓缩肉汁、肉汤、香料、浓茶、浓咖啡、酒类及其他过甜、过咸、过酸、过辣食物，不宜多吃过硬的或含纤维素多的食物如粗粮、大豆、芹菜、韭菜、泡菜等不易消化的食物。

（3）为了补充营养及中和胃酸，可以常喝牛奶、豆浆，为了减缓胃部蠕动和胃液分泌，可多吃乳酪和奶油。奶类能中和胃酸，有利于止血。

（4）在烹调方法上，应以蒸、烧、煮、烩、炖为主，而煎炸、烟熏、腌腊、生拌等法烹制的菜，不易消化，在胃内停留时间较长，易增加胃肠负担，所以不宜多用。

（5）在饮食制度上应采取定时定量，少量多餐的办法，这样既可减少胃的负担，又可使胃内常有适量的食物以中和胃酸，减少对病灶的不良刺激。此外，生、冷、硬和易产气的食物应少吃或不吃。食物过热会使血管扩张，容易引起胃出血。吃饭时要细嚼慢咽，不看书报，不看电视，保持思想上放松，精神上愉快。

此外，溃疡病如出现并发症，饮食上更应注意。

溃疡病灶少量出血时，应采用牛奶（冰镇者最好）、豆浆、米汤、藕粉一类流质饮食，但不宜多放糖，以免引起胃酸过多，并应少量多餐。待出血停止、病情稳定后，逐渐改为面糊、稀粥、蛋羹以及饼干等食物。大量出血（1 次出血在 60 毫升以上）时，应禁食，并由静脉补液。一般出血后 24 小时才可给予流质饮食，温度不应过高，待病情稳定后方可逐渐增加流质用量，以至半流质、软食直到正常饭菜。

如并发不完全幽门梗阻，可给少量清淡流质饮食，须绝对禁止任何刺激性饮料。如病程发展到完全梗阻，则要完全禁食，配合静脉补液等治疗措施。至梗阻解除，才能逐步由少量流质饮食渐次到全量饮食、半流质、软食等等。

如果出现穿孔，应立即停止一切饮食，手术后可遵照医院的饮食治疗处理。

少数患者吃面食反有症状加重感，这是因为患者胃黏膜对碱性刺激敏感，进食含碱性成分的面食引起继发性胃酸增多，因而加剧腹部灼热、疼痛等症状。改用米饭，症状会自然缓解。

3. 消化道癌瘤患者的饮食原则

癌瘤患者早期食欲可能和平常一样，但为了增强体质提高免疫能力适当营养是必要的，要按照预防癌瘤膳食的原则适当地摄入蛋白质和热能，控制脂肪，大量摄入保护性营养素，即维生素与某些无机盐微量元素。

消化道癌瘤患者治疗膳食原则，可遵循由医生、护士、营养师、药剂师共同制定的营养治疗方式与内容。

胃切除术后选用排空较慢的黏稠性、易消化食物。少量多餐，根据吸收情况逐渐增加饮食中的质和量。

宜供给高蛋白、高脂肪、高热能、低糖类、少渣、易消化食物。注意补充各种维生素及铁、钾、钠、氯等。少用单糖及双糖，预防诱发倾倒综合征。

第二章 养胃饮食方

第一节 主食方

主食是以稻米、糯米、玉米面、小麦面粉、黄豆面等米面主粮为基本原料，再加入一定量的药物经加工而制成的米饭及糕点等。

荞麦饼

【原料】荞麦面 250 克，香油 30 毫升。

【制法】将荞麦面加水适量和成面团，擀成薄片略加香油分多层，用文火烙熟，或者入笼屉蒸熟。

【用法】当主食食用。

【功效】开胃宽肠，下气消积。适用于胃病、高脂血症、冠心病、高血压等患者。

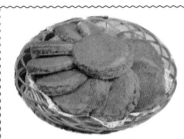

香煎南瓜饼

【原料】嫩南瓜 400 克，松仁 25 克，鸡蛋 1 个，花生油、葱花、姜末、食盐、淀粉各适量。

【制法】南瓜去皮、去子，洗净切块，用旺火蒸熟烂，搅拌成泥状，再加上鸡蛋清、食盐、葱花、姜末和淀粉拌均匀。将南瓜馅做成小圆饼，在上面摆上松仁。起油锅，轻轻放入南瓜饼，用中小火煎至金黄色，捞出控油即可。

【用法】佐餐食用。

【功效】开胃益中，健脾活血，护肝明目。适用于胃病患者。

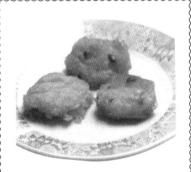

荞麦荷叶饼

【原料】荞麦面粉 500 克，花生油 60 毫升。

【制法】取一半荞麦面粉浇沸水，边浇边搅拌，和成烫面团。另一半荞麦面粉加冷水或温水拌匀。将两块面团合在一起揉匀。将面团放在案板上，分块揉匀、搓条，揪成剂子（大剂子每个重 30 克，小剂子每个重 15 克），逐个擀成直径 8 厘米、厚 0.6 厘米的圆形薄片（在荷叶饼直径 12 厘米）刷匀油，撒上少许干面粉，再用小笤帚扫一下，然后将两张薄片摞上，合在一起，擀成圆形荷叶饼生坯。平底锅上火烧热，放入荷叶饼生坯，用文火烙约 3 分钟，至饼的底面出现六七成黄色花纹，翻身再烙 3 分钟，把饼层揭开一层再合上，翻一个身，烙至两面都有均匀花纹、内外熟透时，即可取出。大荷叶饼叠成三角形，小荷叶饼折成月牙形。

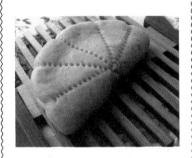

【用法】作主食，量随意。

【功效】健脾消积，降脂减肥。适用于慢性胃炎患者。

萝卜丝酥饼

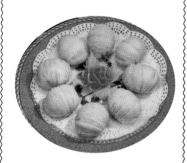

【原料】面粉 300 克，白萝卜 250 克，猪绞肉 100 克，蛋清适量，葱末、姜末、食盐、料酒、白芝麻、食用植物油各适量。

【制法】萝卜洗净，切成丝，加入少许食盐拌匀放置片刻，挤去部分水。将猪绞肉加入萝卜丝、葱姜末、料酒、食盐搅拌上劲制成肉馅。将 1/2 面粉用食用植物油擦成干油酥。

【用法】佐餐食用。

【功效】健胃理气，消食化痰。适用于胃病，老年人食欲减退、消化不良、食后腹胀及咳喘多痰等患者。

粗粮饭

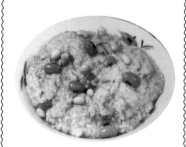

【原料】粟米 150 克，碎玉米 100 克，荞麦 100 克，高粱米 100 克。

【制法】分别将粟米、碎玉米、荞麦、高粱米淘洗干净，用水浸泡约 30 分钟。先将碎玉米放入锅中，添加少量水煮沸，再加入粟米、荞麦、高粱米，并添加适量水如常法煮饭即可。

【用法】佐餐食用。

【功效】健脾开胃，和中宽肠，减肥，降糖，降脂，降低尿酸。适用于胃病、糖尿病、高脂血症等患者。

银鱼水饺

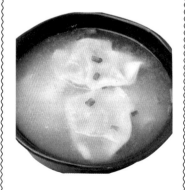

【原料】银鱼 250 克，猪肉 200 克，韭菜 50 克，葱 10 克，面粉、胡椒粉、食盐适量。

【制法】银鱼洗净，猪肉洗净剁泥，韭菜、葱洗净切末，面粉和好擀成饺子皮。将银鱼、猪肉、韭菜加葱和适量胡椒粉、食盐拌匀做成馅。用饺子皮把馅包好；锅中加水煮沸，饺子下锅煮熟即可。

【用法】佐餐食用。

【功效】宽中健胃，润肺止咳，补肾助阳。适用于胃病患者。

荞麦甜饼

【原料】荞麦面粉 500 克，红糖 100 克，食用植物油适量。

【制法】将荞麦面粉、红糖混合均匀，加入适量清水和成面团，以稍软为宜，揪成 30 个剂子，压成厚约 3 厘米的圆饼，备用。再将平底锅烧热后，刷上少许食用植物油，放上圆饼烙至两面焦黄香熟，趁热食用。

【用法】作主食，量随意。

【功效】消积开胃，活血祛瘀。适用于胃病、高脂血症合并慢性肝炎、肝硬化等患者。

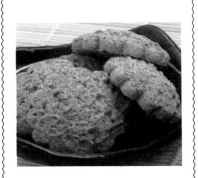

蘑菇蛋饼

【原料】鲜蘑菇 300 克，鸡蛋 1000 克，葱白 50 克，牛奶 300 毫升，黄油 100 克，奶油 150 克，食用植物油 250 毫升，食盐适量。

【制法】将葱白切丝，黄油炒至微黄时放入鲜蘑菇片炒透，放牛奶、奶油搅匀，微沸后放食盐拌匀即成鲜蘑馅。鸡蛋制成鸡蛋液，放食盐。煎锅上火，放油烧热，倒入鸡蛋液摊成圆饼，待其将凝结时，在其中央放上蘑菇馅，煎至金黄色出锅装盘即成。

【用法】作主食，量随意。

【功效】补益肠胃，滋阴润燥。适用于胃病、高脂血症等患者。

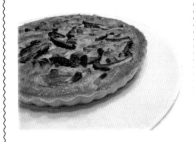

荠菜水饺

【原料】面粉 500 克，荠菜 500 克，火腿 75 克，冬笋 75 克，葱、姜末、食盐各适量。

【制法】将荠菜洗净。火腿肉、冬笋分别剁末。荠菜放沸水焯，捞出激凉后沥水，剁成末，挤去水。火腿肉末、冬笋末、荠菜末一起拌匀，加葱花、姜末、食盐，搅拌成馅料。面粉加水拌匀，和成面团，盖上湿布饧面 15 分钟，揉成长条，揪成小面剂，擀成中间稍厚的圆形面皮，包馅捏成饺子生坯。锅置武火上，水沸后下入饺子生坯，煮熟即成。

【用法】作主食，量随意。

【功效】健脾开胃，明目通便。适用于胃病、高脂血症等患者。

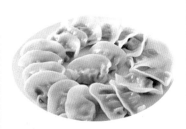

燕麦面条

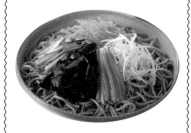

【原料】燕麦面500克，香菜末50克，黄瓜丝、白萝卜丝各100克，蒜蓉10克，酱油、食盐、醋、香油各适量。

【制法】将燕麦面倒入盆中，用开水烫面，用筷子向一个方向搅动，和成面团，揪成小一点的剂子，搓成细条，轻轻叠放屉中，蒸熟。把蒜蓉、酱油、食盐、醋、香油倒入小碗中，调匀成卤汁。将面条取出，抖散，放入碗中，加黄瓜丝、香菜末、白萝卜丝，浇上卤汁。

【用法】作主食，量随意。

【功效】健脾开胃，消积祛瘀，利湿减肥。适用于胃病、高脂血症、糖尿病、水肿等患者。

蘑菇黄瓜面条

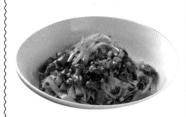

【原料】面条100克，蘑菇1个，嫩黄瓜20克，绿豆芽10克，食盐、香油各适量。

【制法】将蘑菇切丝。再将嫩黄瓜切丝。煮锅加水，下香菇，烧沸，再放入面条、嫩黄瓜、绿豆芽、食盐，待面条煮熟后淋入香油，即可食用。

【用法】作主食，量随意。

【功效】滋阴清热，降脂减肥。适用于慢性胃炎、高脂血症等患者。

藕米糕

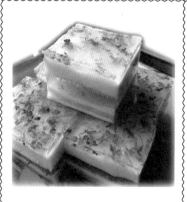

【原料】藕粉250克，糯米粉250克，白糖250克。

【制法】将藕粉、糯米粉、白糖和匀，加水适量，揉成面团。将面粉团放在笼屉里盖好盖，用武火蒸15~20分钟即成。

【用法】作主食，量随意。

【功效】补虚养胃。适用于胃病、脾胃虚弱型高脂血症等患者。

番茄炒面

【原料】面条 500 克，番茄酱 50 克，洋葱丝 200 克，食盐、植物油各适量。

【制法】锅上火，放入清水烧开，加入面条煮熟，捞出，放入冷水中浸凉，沥干水分。炒锅上火，放入油烧热，放番茄酱煸炒出红油后，加入食盐、面条翻炒，再用小火焖一小会儿，放入洋葱丝，炒出葱香即成。

【用法】作主食食用。

【功效】健胃消食，生津润肠。适用于胃病、脾气虚弱型脂肪肝、高脂血症等患者。

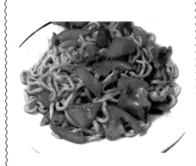

窝窝头

【原料】玉米面 300 克，白糖少量。

【制法】将玉米面放入小盆中，加入少量白糖和适量水拌匀，揉好面后，搓成形状大小一致的窝窝头，上蒸笼蒸熟即可。

【用法】作主食，量随意。

【功效】健脾开胃，利尿消肿，降血压，降血脂（久食有效），防癌抗癌。适用于胃病、脂肪肝、高血压、高脂血症、冠心病、肥胖症等患者。

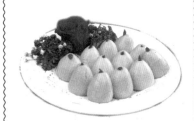

金针菇南瓜焖饭

【原料】金针菇 30 克，南瓜 60 克，大米 150 克，食盐、白糖各适量。

【制法】大米洗净，放入冷水中浸泡 1 小时左右，见米粒稍涨，捞出控干水分。南瓜去皮和子，洗净后切丁；金针菇洗净撕开。将南瓜丁、金针菇和大米一起放入电饭锅中，加适量水煮成饭即可。

【用法】作主食食用。

【功效】健脾益胃，利水消肿。适用于胃病，脂肪肝，因慢性肝炎、肝硬化引起的右胁隐痛、腹部胀闷、体倦乏力、饮食减少等患者。

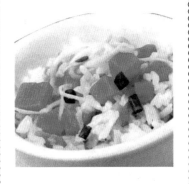

荷叶八宝饭

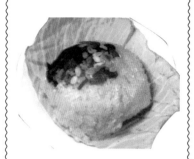

【原料】糯米 500 克，薏苡仁、栗子、莲子肉、龙眼肉各 50 克，山药、杏仁、青梅各 25 克，红枣 15 个，糖桂花、水淀粉、植物油各少量。

【制法】将薏苡仁、栗子、莲子用水浸泡 3～4 小时，洗净后，放入高压锅中蒸熟。将红枣去核，用水泡软待用。将糯米淘洗干净，做成糯米饭。取大碗一只铺上荷叶，抹上植物油，将青梅、龙眼肉、红枣等八宝配料改刀后，放在放有荷叶的大碗底摆成图案，然后将糯米饭放入并抹平，入笼蒸透后取出扣入盘中，去掉荷叶，浇上桂花糖芡汁即成。

【用法】作主食食用。

【功效】健脾，养胃，益阴，利尿，通便，减肥。适用于胃病、肥胖症性脂肪肝等患者。

生菜炒饭

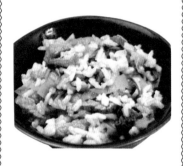

【原料】生菜 300 克，米饭 150 克，瘦肉 100 克，辣椒酱、食盐、植物油、酱油各适量。

【制法】生菜洗净切碎，瘦肉切丝清煮，捞出沥干备用。米饭、肉丝、辣椒酱、酱油、食盐一同混合拌匀。起油锅烧热，肉丝米饭入锅炒熟，加生菜翻炒，起锅即可。

【用法】作主食食用。

【功效】养胃，清热爽神，清肝利胆。适用于胃病、脂肪肝等患者。

燕麦香芋包

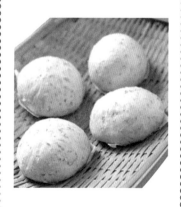

【原料】低筋粉 250 克，香芋泥 250 克，燕麦片 75 克，黄油 100 克，泡打粉 5 克，酵母 5 克，水 250 毫升，糖 50 克，食用植物油 10 克。

【制法】将低筋粉、泡打粉、酵母混合，加入燕麦片、食用植物油和水，和成面团，静置 10 分钟，分成 25 克/个的剂子，擀成面皮。将香芋泥加入黄油，再加入糖拌匀成馅，用面皮包好，收口，静置醒发 45 分钟，上火蒸 40 分钟即可。

【用法】佐餐食用。

【功效】益胃健脾，通便，解毒，补中益肝肾，消肿镇痛。适用于脂肪肝患者。

红枣汁麻酱花卷

【原料】面粉 500 克，红枣 100 克，芝麻酱 30 克，泡打粉 10 克，红糖、芝麻油各适量。

【制法】将红枣洗净放入锅中，添加适量水大火烧沸，转小火煎煮成浓汁，弃枣核留汁晾凉待用。将面粉加入泡打粉拌匀，再加入红枣汁拌匀并揉成面团，让其饧约 15 分钟。将剩下的红枣汁和红糖、芝麻油一起加入芝麻酱中，调成芝麻糊。将饧好的面团按扁，擀成薄片，再抹匀芝麻糊，然后从一端卷起成面卷，用刀切成均匀的面剂子。最后将每个面剂子做成花卷生坯，入蒸笼蒸熟即成。

【用法】作食用，量随意。

【功效】补脾益胃，补血填精，滋肾养肝。适用于胃病、脂肪肝脾亢、肝硬化等患者。

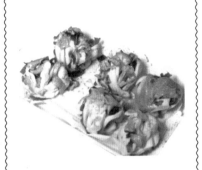

新疆羊肉手抓饭

【原料】羊肉 400 克，胡萝卜 2 根，大米 2 碗，植物油、葱、食盐、胡椒粉各适量。

【制法】大米用水泡半小时后洗净；羊肉切小块；胡萝卜切丁；葱切花。起油锅，放入羊肉翻炒，炒出香味后放胡萝卜、胡椒粉和食盐炒匀。把泡好的大米平铺在炒过的羊肉、胡萝卜上，铺平后加水，大米和水的比例是 1：1.2，盖上锅盖，把火调成最小，焖至米饭熟，然后把饭和菜翻炒均匀，撒葱花即可。

【用法】作主食食用。

【功效】健脾和胃，补肝明目，清热解毒。适用于胃病、脂肪肝等患者。

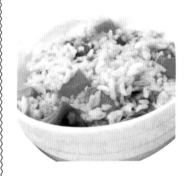

荞麦葱油饼

【原料】荞麦面 500 克，香葱 60 克，酵面、食盐、食用碱水、食用植物油各适量。

【制法】将酵面用水化开，将荞麦面放入盆内，加入化开的酵面和适量水和成面团，静置让其发酵。香葱摘洗干净，切成葱花。待面团发起后，加入适量碱水，撒入食盐、葱花充分揉匀，稍饧使食盐溶化。将发好的面团搓成长条状，用手揪成面剂，擀成圆饼，放入 8 成热的平底油锅中煎至两面呈金黄色时即成。

【用法】作主食，量随意。

【功效】开胃宽肠，清热解毒，消积除瘀，降低尿酸。适用于胃病患者。

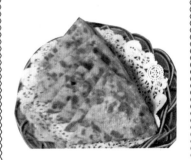

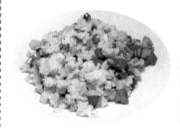

芦笋兔肉炒饭

【原料】芦笋 100 克、嫩玉米粒 100 克，大米饭 200 克，净兔肉 75 克，姜汁、葱花、啤酒、食盐、水淀粉、花生油或食用植物油各适量。

【制法】兔肉改刀咸肉丁，加葱姜汁、食盐、啤酒拌匀，水淀粉上浆。芦笋切丁。锅上火倒入油烧热，先将兔肉下锅炒熟盛出。锅继续上火倒入油烧热，投入玉米粒、芦笋丁炒至断生，调味后盛出。净锅上火倒入油烧热，下葱花炸香，放入大米饭略炒，再下兔肉丁、玉米粒、芦笋丁翻炒均匀，待米饭入味，即可。

【用法】佐餐食用。

【功效】健脾开胃，降脂，降压，降胆固醇。适用于胃病、冠心病、糖尿病、肥胖症等患者。

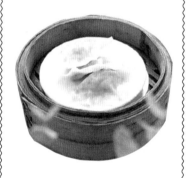

菠菜蒸饺

【原料】猪瘦肉、菠菜各 500 克，香菇 50 克，中筋面粉、食盐、糖、水淀粉、香油、姜汁各适量。

【制法】香菇温水泡发，切粒；菠菜洗净，沥干，切碎粒。猪瘦肉剁碎，加食盐打至起胶，加入香菇粒、菠菜粒、食盐、糖、水淀粉、香油、姜汁拌匀，入冰箱冻半小时待作馅用。用中筋面粉和水揉成表面光滑的面团，将面团切成小团，擀成数张小圆薄片，包入馅。入沸水锅中，隔水蒸 10 分钟即可。

【用法】作主食，量随意。

【功效】通肠胃，补血，利五脏，调中气，活血脉，止渴润肠，敛阴润燥，滋阴平肝，化痰理气，益胃和中。适用于胃病、冠心病等患者。

第二节　粥、羹方

粥、羹是以各种食品为基本原料，再配上一定比例的中药，经煮制而成的食品。粥、羹制作方便，非常适合家庭应用，是一种老幼皆宜，值得推广的药膳饮食。

桂花赤豆粥

【原料】糯米 100 克，赤小豆 50 克，桂花适量。

【制法】分别将糯米、赤小豆淘洗干净，并用清水浸泡约 30 分钟。先将赤小豆放入锅中，加入适量清水大火烧沸，转小火慢煮。当上述赤小豆煮开花时，下糯米，继续煮至赤豆酥烂粥成时，调入白糖、桂花，再稍煮片刻。

【用法】佐餐食用。

【功效】健脾养血，利湿开胃，降低尿酸，降脂。适用于胃病、痛风、肥胖症、高脂血症、高血压等患者。

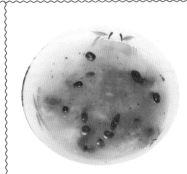

桃仁山楂荷叶粥

【原料】大米 60 克，山楂 10 克，桃仁、川贝各 8 克，荷叶适量。

【制法】将大米洗净，用清水浸泡 30 分钟；荷叶、桃仁、山楂、川贝分别洗净，加水切碎。将锅置火上，把荷叶、桃仁、山楂、川贝和适量清水入锅中煮 30 分钟，去渣取汁，再加入大米以大火煮沸。转小火熬成稀粥即可。

【用法】佐餐食用。

【功效】健脾开胃。适用于胃病、痤疮症状较重等患者。

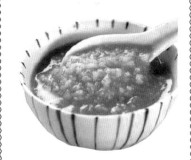

黑米鸡肉粥

【原料】黑米 200 克，鸡肉 150 克，冬菇 50 克，食盐适量。

【制法】将鸡肉、冬菇洗净切成丁；黑米洗净，浸泡备用。锅内加水，下入浸泡好的黑米烧沸。下入冬菇丁、鸡丁用小火熬至八成熟，再加入适量食盐继续熬至软烂即可。

【用法】佐餐食用。

【功效】滋阴补肾，健脾暖肝，补益脾胃。适用于胃病患者。

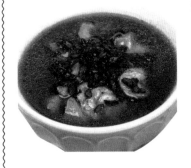

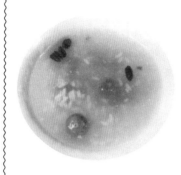

无花果枸杞粥

【原料】粳米 100 克，市售无花果粉 25 克，枸杞子 10 克。

【制法】粳米淘洗干净，用清水浸泡约 30 分钟。枸杞子用水冲洗干净待用。将粳米放入锅中，加入适量清水如常法煮粥，待米开花煮成稀薄粥时，调入无花果粉、枸杞子，再用文火稍煮片刻即成。

【用法】佐餐食用。

【功效】健胃止泻，消肿利咽，降压，降糖，祛脂。适用于慢性胃炎、慢性肠炎、消化不良、咽喉肿痛、高脂血症、高血压、血脂偏离、糖尿病、脂肪肝等患者。

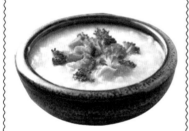

奶鸡肉粥

【原料】鲜奶 240 毫升，鸡胸肉 60 克，西兰花 20 克，胡萝卜 10 克，米饭 100 克，清水 120 毫升，食盐适量。

【制法】将鸡胸肉、西兰花及胡萝卜洗净，均切成小丁。将鲜奶、清水与米饭用小火熬煮成粥。再将鸡胸肉、西兰花及胡萝卜放入，煮 3 分钟，加食盐调味即可。

【用法】佐餐食用。

【功效】提高人体免疫功能，促进肝脏解毒，增强人的体质，增加抗病能力。适用于脾胃虚弱、消化功能不强等患者。

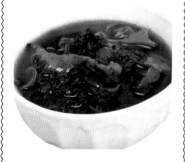

黑米党参山楂粥

【原料】黑米 100 克，山楂 10 克，党参 15 克。

【制法】将党参洗净后切成片；山楂洗净，去核并切成片；黑米淘洗干净，浸泡备用。将黑米置于锅中，加入山楂、党参及 800 毫升清水。将锅置大火上烧沸，再改用小火煮 1 小时即成。

【用法】佐餐食用。

【功效】补中益气，健脾益肺，保护胃黏膜。适用于胃病患者。

玉米山楂大枣粥

【原料】玉米 60 克，山楂片 15 克，大枣 15 枚，粟米 120 克，红糖 25 克。

【制法】先将玉米洗净，用冷开水泡发，研磨成玉米浆粉，备用。再将粟米淘洗干净，放入砂锅中，加水适量，浸泡 30 分钟，再与洗净的大枣一起用中火煮沸，调入玉米浆粉，拌和均匀，改用文火煨煮 1 小时，待粟米酥烂，粥黏稠时，调入捣烂的山楂片，继续用文火煮沸，拌入红糖即成。

【用法】每日早、晚餐食用。

【功效】调中开胃，补虚降脂。适用于胃病，各种类型的高脂血症等患者。

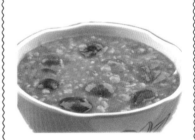

猪肠糙米粥

【原料】猪小肠 250 克，排骨 250 克，糙米 150 克，清水 3000 毫升，葱丝、姜丝、料酒、食盐、胡椒粉各适量。

【制法】将猪小肠、排骨洗净，加入料酒、葱丝、姜丝，微腌片刻，将其放入开水中烫后取出。将清水、糙米、猪小肠及排骨入锅，烧开煮 5 分钟，加食盐、胡椒粉，入锅焖 30 分钟即可。

【用法】佐餐食用。

【功效】有效调节体内新陈代谢，缓解内分泌异常，净化血液。适用于胃肠功能障碍、肥胖、便秘、贫血等患者。

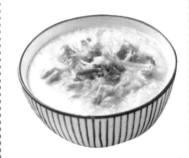

黑米粥

【原料】黑米 30 克，粳米 70 克，红枣（干）20 克，银耳（干）15 克。

【制法】黑米用温水浸泡 3 小时，换水洗净；粳米用水洗净；银耳泡软后去老蒂，撕小朵；红枣去核洗净。将黑米与粳米放入锅中，加清水适量熬煮。煮约 1 小时后，加入红枣、银耳，继续煮约 30 分钟即可。

【用法】佐餐食用。

【功效】补阴润肺，养胃生津。适用于胃病患者。

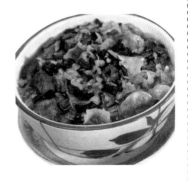

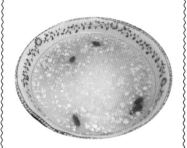

麦片枸杞粥

【原料】大麦片 100 克，枸杞子 20 克。

【制法】大麦片用适量水稍浸泡。枸杞子洗净，用温水泡至回软待用。大麦片放入锅中，添加适量开水烧沸，随即放入枸杞子略煮即成。

【用法】佐餐食用。

【功效】健脾开胃，滋补肝肾，益精明目，降糖降脂。适用于慢性胃炎、糖尿病、高血压、脂肪肝、高脂血症等患者。

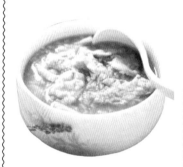

椰子肉糯米粥

【原料】椰子肉 150 克，山药、糯米各 100 克，鸡肉 50 克，食用植物油、食盐、酱油各适量。

【制法】将鸡肉、椰子肉洗净切片；鸡肉片加食用植物油、食盐、酱油腌约 30 分钟；山药洗净削皮，切片。将糯米淘净，入锅，加山药片、椰子肉片及适量水，置火上煮沸，改小火煮。约 5 分钟后，入鸡肉片同煮，米软烂时加入食盐调味即可。

【用法】佐餐食用。

【功效】降低血清胆固醇，软化血管，预防动脉粥样硬化。适用于胃病患者。

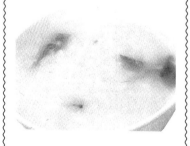

菠菜熬粥

【原料】菠菜 250 克，粳米 100 克。

【制法】将鲜菠菜择洗干净，放入沸水锅内略烫 2 分钟，捞出后切末。把粳米淘洗干净，放入锅中，加适量水烧沸。把菠菜放入米锅中，用小火熬熟即成。

【用法】佐餐食用。

【功效】止渴润肠，养血止血。适用于胃病、脾胃虚弱等患者。

南瓜燕麦粥

【原料】南瓜 200 克，燕麦片 100 克。

【制法】南瓜外表洗净，然后剖开、去瓤，切成片后再切成丁待用。将燕麦片用适量水稍浸泡。锅上火放入南瓜丁，添加适量清水大火烧沸，改小火焖煮至南瓜丁断生，再加入燕麦片烧沸，煮约 5 分钟即成。

【用法】佐餐食用。

【功效】补脾胃，益气力，降血脂，降尿酸。适用于胃病、痛风、高脂血症、糖尿病等患者。

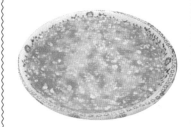

樱桃玫瑰花粥

【原料】粳米 100 克，樱桃 100 克，玫瑰花瓣、糖各适量。

【制法】将玫瑰花瓣、粳米洗净。取瓦煲，加入适量水，置火上煮沸，入粳米，以小火煲至粳米烂熟。再加入玫瑰花瓣、樱桃、糖，继续煲 10 分钟即可。

【用法】佐餐食用。

【功效】健脾和胃。适用于胸膈满闷、胃脘痛、胁肋痛、赤白带下、泄泻痢疾、跌打损伤、风痹、痈肿、皮肤粗糙、贫血、体质虚弱等患者。

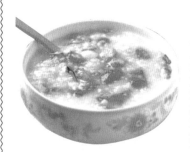

木瓜粥

【原料】木瓜 200 克，粳米 100 克，白砂糖 50 克。

【制法】木瓜去皮、去子，洗净，用冷水浸泡后，上笼蒸熟，趁热切成小块。粳米淘洗干净，用冷水浸泡半小时，捞起，沥干水分。锅中加入约 1000 毫升冷水，放入粳米，先用旺火煮沸后，再改用小火煮半小时，下木瓜块，加白砂糖调味，续煮至粳米软烂，即可。

【用法】佐餐食用。

【功效】润胃肠燥，养血止血。适用于胃病患者。

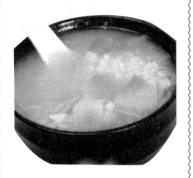

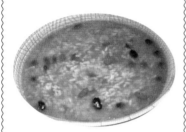

黑豆高粱粥

【原料】高粱米 150 克，黑豆 50 克。白糖、桂花、食用碱面、枸杞各适量。

【制法】分别将高粱米、黑豆淘洗干净。先将黑豆放入锅中，添加适量清水和少许食用碱粉煮至半熟待用。锅上火添加少量水和高粱米烧开，待高粱米将要煮开花时，倒入黑豆及其煮黑豆的汁水大火烧开，再转小火煮至粥汁黏稠时，调入桂花、白糖即成。

【用法】佐餐食用。

【功效】健脾养血，利湿开胃，降低尿酸。适用于胃病，痛风，尤其适宜伴有肥胖症、高脂血症、高血压等患者。

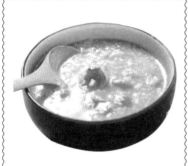

小米桂圆粥

【原料】桂圆肉、小米各 100 克，红糖适量。

【制法】将小米淘净，桂圆肉洗净。往锅中加入适量清水，放小米、桂圆肉，大火煮沸，改小火煮至粥熟。加红糖调味即可。

【用法】佐餐食用。

【功效】疗虚进补。适用于胃病、血管硬化等患者。

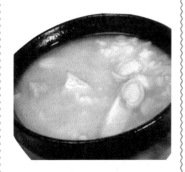

炒扁豆淮山粥

【原料】扁豆 50 克，粳米 100 克，淮山药（干）30 克，食盐适量。

【制法】将扁豆洗净，入锅炒至黄色略带焦斑时盛出；淮山去皮切片；粳米洗净。把炒扁豆、淮山药、粳米一齐放入锅内，加清水适量，小火煮成粥。待米烂豆熟后，加入适量的食盐调味即可。

【用法】佐餐食用。

【功效】健脾止泻，补中益气，益胃补肾。适用于胃病患者。

燕麦玉米粥

【原料】玉米面 100 克，燕麦片 100 克。

【制法】将燕麦片用适量水稍浸泡待用。锅上火添加适量清水，放入燕麦片大火烧开，再撒入玉米面并不停地搅动，转小火煮成粥即可。

【用法】佐餐食用。

【功效】调中开胃，降血脂，降低尿酸。适用于胃病、痛风、高脂血症、高血压等患者。

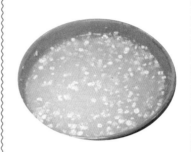

牛奶梨片粥

【原料】梨 200 克，粳米 150 克，牛奶 200 毫升，鸡蛋 150 克，柠檬、白糖各适量。

【制法】梨去皮、核，切片，加白糖蒸 15 分钟。将柠檬榨汁，淋于梨片上，拌匀；粳米淘净，沥干；鸡蛋取蛋黄。将牛奶加白糖烧沸，放入粳米，沸后改小火焖成浓稠粥，放入鸡蛋黄，搅匀后离火，装碗中，铺上梨片。

【用法】佐餐食用。

【功效】避免智力衰退，增强记忆力。适用于胃肠病患者。

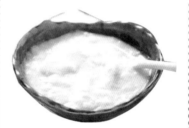

芋头粥

【原料】芋头 200 克，粳米 100 克，香菜 50 克，食盐适量。

【制法】粳米洗净，用冷水浸泡半小时，捞出，沥干水分；芋头洗净去皮，切成丁；香菜洗净，切段。锅中加入约 1000 毫升冷水，将粳米放入，先用旺火煮沸；放入芋头再煮沸后改用小火熬煮。至粥稠芋头熟时，放入香菜拌匀，加食盐调味即可。

【用法】佐餐食用。

【功效】润胃肠燥，养血止血。适用于胃病、脾胃虚弱等患者。

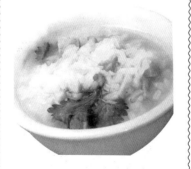

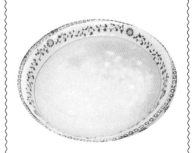

玉米山药粥

【原料】新鲜山药 100 克，玉米碴 50 克。

【制法】玉米碴淘洗干净，用清水浸泡约 30 分钟。山药去皮，洗净，切成滚刀小块。将玉米碴放入锅中，添加适量清水如常法煮粥，待玉米碴煮开花时，放入山药，煮至粥稠时即可。

【用法】佐餐食用。

【功效】健脾开胃，益肺宁心，利水消肿，降糖降脂。适用于胃病、高脂血症、糖尿病等患者。

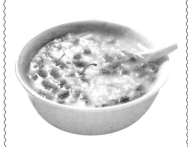

明目桑葚粥

【原料】桑葚 60 克，糯米 60 克，冰糖适量。

【制法】将桑葚用水洗干净，沥干水分；糯米洗净。将桑葚与糯米下入锅中，加盖同煮。待煮熟后加入冰糖，起锅装碗即可。

【用法】佐餐食用。

【功效】补中益气，健脾养胃，止虚汗。适用于食欲不佳、脾虚腹泻、体虚自汗、盗汗、多汗、血虚、肺结核、神经衰弱、病后产后、头晕眼花等患者。

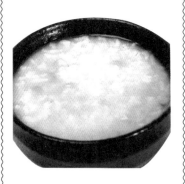

玉米粥

【原料】玉米 1 个，粳米 100 克，食盐适量。

【制法】将玉米挑洗干净，掰粒；粳米洗净。粳米放入锅内，加水适量，用旺火烧沸。将玉米粒徐徐放入锅内，改小火煮至米开花，玉米粒熟，汤稠时，加食盐调味即成。

【用法】佐餐食用。

【功效】补中益气，平和五脏。适用于胃病、脾胃虚弱等患者。

银耳菊花粥

【原料】银耳 30 克，菊花 10 克，糯米 150 克。枸杞、糖适量。

【制法】将银耳洗净泡发，改成小朵；菊花洗净；糯米洗净。取瓦煲一个，加入适量清水，用中火煮沸，下入糯米，改用小火煲至糯米开花。再投入银耳、菊花、枸杞，调入糖，继续用小火煲 15 分钟即可。

【用法】佐餐食用。

【功效】清热健胃，增加免疫力。适用于胃病、高脂血症、高血压、肥胖症等患者。

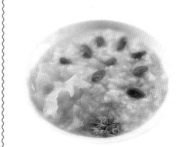

陈皮香蕉粥

【原料】香蕉 100 克，大米 50 克，陈皮 20 克，冰糖适量。

【制法】将大米洗净、陈皮切碎；加水后放入锅内，大火煮沸，转小火。待煮至黏稠，加冰糖；煮至冰糖溶化，放入香蕉，稍煮一下即可。

【用法】佐餐食用。

【功效】补中益气，健脾养胃，益精强志，和五脏，通血脉，聪耳明目，止烦，止渴，止泻，补脾，和胃，清肺。适用于胃病、体虚、高热、久病初愈、食欲不振、咽喉肿痛、口干烦渴等患者。

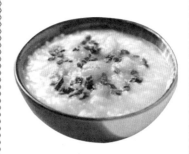

玉米香菇羹

【原料】玉米粒 100 克，鲜香菇 100 克，葱花、姜末、鲜汤、湿淀粉、食盐各适量。

【制法】将香菇去杂质，漂洗干净，切片，放入沸水锅中略烫一下，捞出备用。将玉米粒淘洗干净，放入砂锅，加鲜汤适量，大火煮沸，改用小火煨煮至玉米酥烂，加入香菇片，拌均匀，继续用小火煨煮至沸，用湿淀粉勾薄芡。调入葱花、姜末、食盐拌匀即成。

【用法】佐餐食用。

【功效】补肝肾，健脾胃，益气血，益智安神。适用于因胃病引起的食欲减退患者。

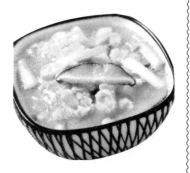

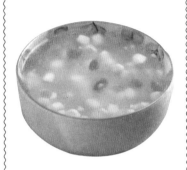

枸杞子玉米羹

【原料】鲜玉米粒 200 克，枸杞子 5 克，青豆粒 10 克，水淀粉适量。

【制法】将鲜玉米粒、枸杞子、青豆粒用清水洗净。锅内烧清水，待水开后，投入鲜玉米粒、枸杞子、青豆粒，用中火煮约 6 分钟。然后用水淀粉勾芡，推匀盛入碗内即可。

【用法】佐餐食用。

【功效】健脾和胃，滋肝明目，益肾助阳，养血补虚。适用于胃病、冠心病、高血压、高脂血症、心肌梗死、动脉硬化等患者。

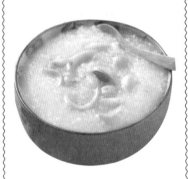

香蕉莲子枸杞粥

【原料】香蕉 250 克，糯米、莲子各 100 克，枸杞子、冰糖各适量。

【制法】将香蕉剥去外皮，撕掉筋，切丁；莲子、枸杞子洗净，莲子去心。将粳米淘洗干净，用冷水浸泡半小时，捞出，沥干水分。取锅放入冷水、糯米，先用旺火煮沸，然后改用小火熬煮，待粥将成时，加入香蕉丁、莲子、枸杞子、冰糖，煮熟，即可。

【用法】佐餐食用。

【功效】抑制鼻咽癌。适用于肺燥咳嗽、干咳无痰、咳痰带血等患者。

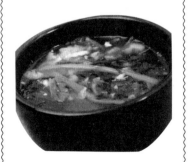

菠菜黄鱼羹

【原料】大黄鱼 300 克，菠菜 60 克，紫菜 20 克，鲜汤、香油、大葱丝、姜丝、淀粉、胡椒粉、料酒、食盐各适量。

【制法】菠菜洗净切段；黄鱼取肉，剁成鱼泥；紫菜浸洗干净。起汤锅，锅内加鲜汤、葱姜丝、料酒、食盐烧沸。接着下入鱼泥滑透至熟后下入菠菜、紫菜、胡椒粉烧沸，加淀粉勾芡；盛入汤碗内，加香油即可。

【用法】佐餐食用。

【功效】化痰理气，益胃和中。适用于胃病患者。

西红柿山楂陈皮羹

【原料】西红柿 250 克，山楂 30 克，陈皮 10 克。

【制法】先将山楂、陈皮分别去杂、洗净，将山楂切成片（去子），陈皮切碎，一起放入碗中，备用。再将西红柿放入温水中浸泡片刻，反复洗净。连皮切碎，剁成西红柿糊，待用。然后在锅中加入清水适量，调入山楂、陈皮，用中火煨煮 20 分钟，加入西红柿糊拌匀。改用文火煨煮 15 分钟，以湿淀粉勾兑成羹。

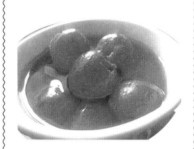

【用法】每日早、晚餐分别食用。

【功效】消食导滞，通脉降脂。适用于高脂血症合并慢性胃炎、吸收不良综合征等患者。

芡实薏米山药粥

【原料】山药、大米各 100 克，芡实、薏米各 50 克。

【制法】将芡实泡发，薏米和大米提前 1 个小时泡发；山药洗净，去皮，切成小粒，泡在水里。将芡实、薏米、大米和山药混合并放入锅中，添加适量的清水。大火煮沸，转小火慢熬约 1 小时，待粥烂后关火，继续保温 15 分钟后再出锅效果更好。

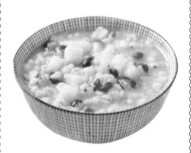

【用法】佐餐食用。

【功效】加强小肠吸收，提高尿木糖排泄率，增加血清胡萝卜素浓度。适用于慢性腹泻、慢性肠炎、小便频数等患者。

海参白果粥

【原料】海参 100 克，白果 50 克，粳米 300 克，食盐适量。

【制法】海参泡发洗净剁碎，粳米淘洗。粳米、白果掺水倒入锅中，中火煮沸。50 分钟后，放入剁好的海参，加食盐，继续煮 30 分钟左右即可。

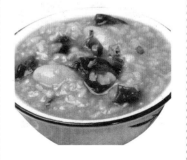

【用法】佐餐食用。

【功效】温肺益气，润胃肠燥，养血止血。适用于胃病患者。

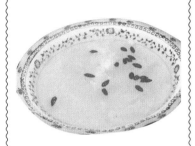

枸杞银耳羹

【原料】水发银耳 100 克，枸杞子 40 克。

【制法】银耳去除根蒂，洗净，撕成小朵。枸杞子冲洗干净，用清水浸泡待用。银耳放入砂锅中，添加适量清水大火烧开后，转小火炖煨约 40 分钟，再加入枸杞子继续炖煨至浓稠即成。

【用法】佐餐食用。

【功效】润肺生津，滋阴补胃，降糖降脂，保肝抗癌。适用于胃病、高脂血症等患者。

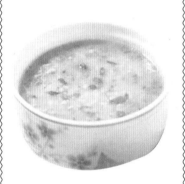

胡萝卜瘦肉粥

【原料】白粥 600 克，猪瘦肉 150 克，胡萝卜 50 克，洋葱末、土豆末、葱花、食盐各适量。

【制法】将猪瘦肉洗净，剁成肉末；胡萝卜去皮洗净，剁末。将白粥入锅煮沸，加入胡萝卜末、洋葱末、土豆末、葱花煮 5 分钟。最后放入肉末煮熟，加食盐调味即可。

【用法】佐餐食用。

【功效】刺激胃、肠及消化腺，增进食欲，促进消化。适用于消化不良、食欲减退、食积内停等患者。

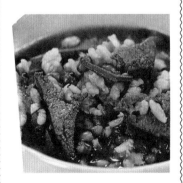

猪肝绿豆粥

【原料】绿豆 50 克，大米 20 克，鲜猪肝 100 克，葱姜水、料酒、食盐各适量。

【制法】将绿豆、大米分别淘洗干净备用；鲜猪肝洗净，切片，用葱姜水、料酒、食盐腌渍约 15 分钟。锅中倒入适量清水烧沸，放入绿豆和大米，再次煮沸后，转小火熬成粥，放入猪肝片，待猪肝变色即可。

【用法】佐餐食用。

【功效】清肠胃，解毒热。适用于胃病患者。

黑木耳花生枣羹

【原料】黑木耳 30 克,花生 60 克,大枣 25 枚,
山楂片适量。

【制法】将黑木耳用温水泡发,撕成朵片瓣,洗
净,备用。将花生、大枣分别洗净,放入砂锅中,加
水适量,先用旺火煮沸后,再改用文火煨煮 1 小时 30
分钟,待花生熟烂,加黑木耳及少许山楂片,继续煨
煮至花生,黑木耳酥烂,用湿淀粉勾芡成羹。

【用法】每日早、晚餐分别食用。

【功效】温补脾胃,补益肝肾。适用于胃病、高
脂血症、高血压等患者。

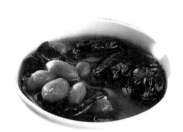

小米豌豆粥

【原料】小米、豌豆各 50 克,清水、食盐各
适量。

【制法】将豌豆洗净,小米洗净。将锅置火上,
倒入清水煮开,放入豌豆,用大火煮沸后再转小火略
煮片刻,将豌豆捞起备用。将小米下入沸水中煮开,
加入豌豆煮熟,用食盐调味即可。

【用法】佐餐食用。

【功效】健脾和胃,补益虚损,和中益肾。适用
于脾胃虚热、反胃呕吐、消渴、泄泻等患者。

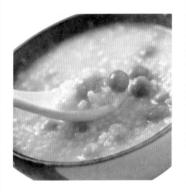

大麦牛肉粥

【原料】大麦 50 克,牛肉 40 克,胡萝卜 30 克,
食盐、姜末各适量。

【制法】大麦洗净,在清水中浸泡 2 小时;牛肉
洗净,切碎末;胡萝卜洗净,去皮,切成碎丁。

锅内倒入适量清水烧沸,放入大麦,再次煮沸
后,转小火煮成粥,加胡萝卜丁煮约 6 分钟,再加入
牛肉末、姜末煮至牛肉熟,最后加食盐调味即可。

【用法】佐餐食用。

【功效】暖胃。适用于胃病患者。

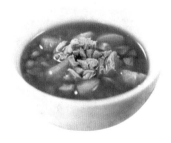

胡萝卜莲枣银耳羹

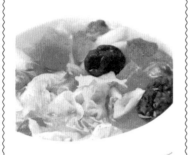

【原料】胡萝卜1根，莲子、银耳各20克，大枣、杏仁10克，冰糖适量。

【制法】将大枣、银耳、莲子、杏仁分别洗净，浸泡1小时，将大枣去核。汤锅内加入适量清水，放入大枣、胡萝卜、莲子、杏仁烧沸，小火煮30分钟。放入银耳煮至软烂，加入冰糖，拌溶即可。

【用法】佐餐食用。

【功效】健脾养胃，保肝润肺，养颜美肤。适用于胃病、脂肪肝等患者。

羊肉温补粥

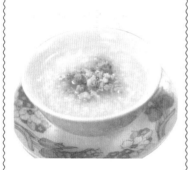

【原料】羊肉100克，大米50克，葱末、姜末、食盐各适量。

【制法】羊肉洗净，切成碎末备用；大米淘洗干净。锅内倒入适量清水烧沸，放入大米，再次煮沸后，转小火煮至八成熟，加入羊肉末、葱末、姜末煮至成粥，加食盐调味即可。

【用法】佐餐食用。

【功效】暖胃。适用于胃病患者。

桂圆莲子粥

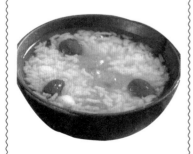

【原料】圆糯米60克，桂圆肉10克，去心莲子20克，红枣3~5颗，冰糖适量。

【制法】莲子洗净，泡发；红枣洗净，去核；圆糯米洗净，在水中浸泡1小时。莲子与圆糯米放入汤锅中，加适量清水用小火煮40分钟，加入桂圆肉、红枣熬煮成粥，加冰糖调味即可。

【用法】佐餐食用。

【功效】补脾止泻，养心安神。适用于胃病患者。

山药南瓜羹

【原料】南瓜 500 克，山药 200 克，红薯粉、白糖各适量。

【制法】将南瓜洗净，去子去瓤，削去南瓜表皮，切小块；山药去皮洗净切小块。锅中加水烧沸，把南瓜、山药放入煮熟，加入白糖拌匀。将红薯粉加水拌匀，慢慢倒入锅中，倒的时候注意不停地搅拌，稍煮片刻即可。

【用法】佐餐食用。

【功效】健脾益胃，助消化，滋肾益精。适用于胃病、因肝病引起的久病体虚、脾胃虚弱、脂肪肝等患者。

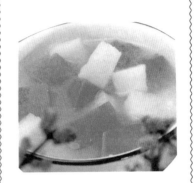

鸡肝粟米粥

【原料】鲜鸡肝 100 克、小米 60 克，葱末、食盐各适量。

【制法】鲜鸡肝洗净，切碎；小米淘洗干净。锅内倒入适量清水，煮沸后放入碎鸡肝和小米，煮约 15 分钟。粥熟之后，加食盐调味，食用时撒上些葱末即可。

【用法】佐餐食用。

【功效】健脾养胃。适用于胃病患者。

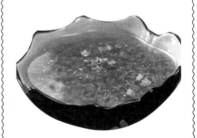

荷叶莲藕粥

【原料】鲜荷叶 1 张，莲藕、大米各 50 克，白糖适量。

【制法】鲜荷叶洗净，切小片；莲藕洗净，切成小粒。荷叶片、莲藕粒、大米一起加入汤锅中，倒入适量清水熬煮成稀粥，加白糖调味即可。

【用法】佐餐食用。

【功效】补脾，开胃。适用于胃病患者。

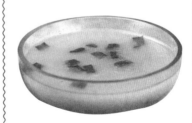

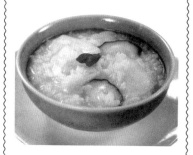

双瓜粥

【原料】黄瓜、冬瓜各100克，糯米50克，枸杞子少许，姜丝、食盐各适量。

【制法】黄瓜洗净，去皮，切成薄片；冬瓜洗净，去皮、瓤，切薄片；糯米淘洗干净；枸杞子洗净。锅内倒入适量清水烧沸，放入糯米、姜丝，再次煮沸后转小火煮至糯米熟时，下入冬瓜片煮至透明，再放入黄瓜片略煮，撒上枸杞子，加食盐调味即可。

【用法】佐餐食用。

【功效】清热，利水，消肿，健脾，养胃。适用于胃病患者。

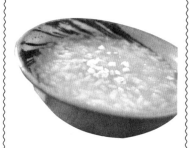

山药糯米粥

【原料】干山药片30克，糯米50克，白糖适量。

【制法】干山药片捣成碎末；糯米淘洗干净。山药末、糯米放入汤锅中，加适量清水熬煮成粥，加白糖调味即可。

【用法】佐餐食用。

【功效】健脾养胃。适用于胃病患者。

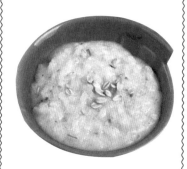

奶香燕麦粥

【原料】大米100克，燕麦50克。鲜牛奶、蜂蜜各适量。

【制法】将大米洗净，放入清水中浸泡30分钟备用。锅内倒适量清水，放入大米，大火煮沸后转小火煮40分钟。加入鲜牛奶煮沸，最后放入燕麦、蜂蜜，搅匀即可。

【用法】佐餐食用。

【功效】健脾养胃，帮助消化。适用于胃病患者。

麦片杞子粥

【原料】大麦片 100 克，枸杞子 20 克。

【制法】将大麦片用适量水稍浸泡。枸杞子用温水泡至回软，洗净待用。将大麦片放入锅中，添加适量开水烧沸，随即放入枸杞子略煮即成。

【用法】佐餐食用。

【功效】健脾开胃，滋补肝肾，益精明目，降糖降脂。适用于慢性胃炎、脂肪肝、糖尿病、高血压、高脂血症等症患者。

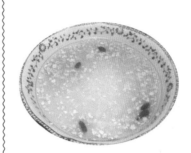

八宝粥

【原料】大米 250 克，青菜、芋艿、荸荠、红枣、蚕豆肉、栗子各 25 克，黄豆 12 克，食盐适量。

【制法】黄豆、蚕豆洗净，用清水浸泡；芋艿、荸荠、栗子洗净，去皮，切块；红枣洗净；青菜洗净，切丝。大米洗净后放入锅中，加入其他材料，倒入适量清水，用大火煮沸，再转小火焖 1.5 小时，加食盐调味即可。

【用法】佐餐食用。

【功效】健脾养胃。适用于胃病患者。

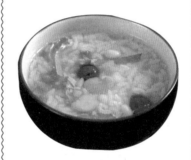

红枣糯米粥

【原料】山药、薏米、荸荠、红枣、糯米各 20 克，白糖适量。

【制法】山药去皮，洗净，切片；荸荠洗净，去皮，切丝；红枣洗净，去核；薏米、糯米分别洗净，在清水中泡 1 小时。将山药片、薏米、荸荠丝、红枣、糯米一起放入锅中加清水熬煮，待粥成时加入适量白糖调味即可。

【用法】佐餐食用。

【功效】健脾胃，益气血，助消化。适用于胃病患者。

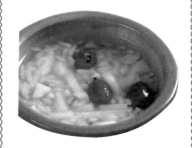

花生菠菜粥

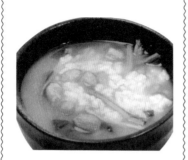

【原料】花生米（生）80 克，菠菜 100 克，大米 150 克，食盐适量。

【制法】将花生米用温水浸泡约 1 小时，菠菜择洗干净切段。将洗净的大米和泡好的花生米放入锅中，加水熬粥。待粥黏稠时再放入菠菜煮熟，放入食盐调味即可。

【用法】佐餐食用。

【功效】通肠胃，利五脏，调中气，活血脉。适用于胃病、脂肪肝等患者。

鸭粥

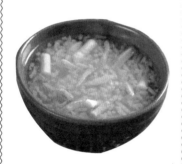

【原料】青头雄鸭 1 只、大米 100 克，葱段适量。

【制法】青头雄鸭除去杂毛、内脏，洗净后去骨，把鸭肉切成细丝备用。锅置火上，倒入适量清水，放入鸭肉丝，炖至鸭肉八分熟，加入大米、葱段煮成粥即可。

【用法】佐餐食用。

【功效】健脾养胃。适用于胃病患者。

燕麦南瓜粥

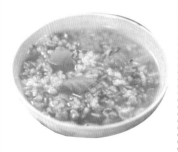

【原料】燕麦 30 克、大米 20 克、南瓜 1 个，葱花、食盐各适量。

【制法】燕麦洗净；大米淘洗干净备用；南瓜洗净，去皮、瓤，切成小块。锅置火上，倒入适量清水煮沸，放入大米用大火煮沸，再转小火煮 20 分钟，然后放入南瓜块，续煮 10 分钟，再加入燕麦煮至熟烂，放入食盐调味，撒上葱花即可。

【用法】佐餐食用。

【功效】健脾养胃，帮助消化。适用于胃病患者。

绿豆白菜粥

【原料】白菜心 100 克，去皮绿豆 60 克，粳米 100 克，食盐适量。

【制法】将绿豆洗净，用冷水浸泡 1 小时；将白菜心洗净，切粒；粳米洗净，用冷水浸泡 30 分钟。往砂锅内加入适量清水，中火煮沸，下绿豆、粳米，转小火煮约 40 分钟。入白菜心粒，调入适量食盐，用小火煮 8 分钟即可。

【用法】佐餐食用。

【功效】刺激肠胃蠕动，助消化。适用于胃病、脂肪肝等患者。

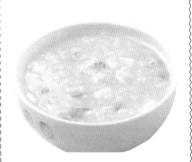

营养粥

【原料】糙米 240 克、荞麦 80 克、毛豆粒 60 克，食盐适量。

【制法】毛豆粒洗净；糙米、荞麦洗净，用清水浸泡 30 分钟。泡好的糙米和荞麦用清水熬成粥；毛豆粒煮熟，待粥熬好后放入毛豆粒，加入食盐调味即可。

【用法】佐餐食用。

【功效】健脾消食。适用于胃病患者。

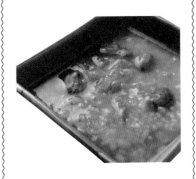

大麦玉米碎粥

【原料】大麦、玉米碎各 30 克，花生仁少许，话梅、冰糖各适量。

【制法】大麦洗净，用清水浸泡 2 小时；玉米碎洗净，用清水浸泡 30 分钟；花生仁洗净；话梅去核。锅置火上，放适量清水与大麦用大火煮沸，转小火煮 40 分钟，然后放入玉米碎、花生仁，大火煮沸后转小火，煮至大麦开花黏稠，再放入冰糖煮 10 分钟。最后撒上话梅煮 5 分钟即可。

【用法】佐餐食用。

【功效】健脾消食。适用于胃病患者。

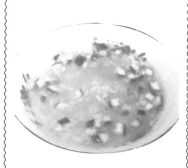

金橘薏仁粥

【原料】薏苡仁 100 克，金橘 10 只，白糖适量。

【制法】将薏苡仁淘洗干净，用水浸泡约 30 分钟。金橘用水冲洗干净待用。将薏苡仁放入锅中，添加适量清水如常法煮粥，待米煮至开花时，放入金橘和适量白糖，煮至粥成即可。

【用法】佐餐食用。

【功效】健胃消食，下气宽中，润肺化痰，降脂护肝。适用于胃病、高脂血症性脂肪肝等患者。

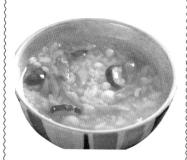

消食健脾粥

【原料】莲子、扁豆各 15 克，山楂 20 克，大米 30 克，白糖适量。

【制法】莲子洗净，去心；扁豆洗净，去筋，切段；山楂洗净，去子，切片；大米洗净。锅内倒入适量清水，加入莲子、扁豆段、山楂片、大米熬煮成粥，加白糖调味即可。

【用法】佐餐食用。

【功效】健脾消食。适用于胃病患者。

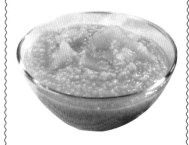

苹果小米粥

【原料】苹果 1~2 个、小米 100 克，红糖适量。

【制法】苹果洗净，去核，切块；小米洗净。将苹果块和小米一起用清水煮至糊状，调入红糖拌匀即可。

【用法】佐餐食用。

【功效】健脾益胃。适用于胃病患者。

薏仁豆腐羹

【原料】豆腐 100 克，薏仁 50 克，湿淀粉 10 克。

【制法】薏仁拣去杂质洗净，豆腐切块。锅中加适量清水，放入薏仁煮熟。煮熟后放入豆腐同煮 5 分钟左右，慢慢倒入湿淀粉，稍煮即可。

【用法】佐餐食用。

【功效】健脾开胃，清热利湿。适用于胃病、脂肪肝、肝炎等患者。

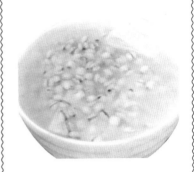

早晚养胃粥

【原料】大米 50 克、莲子 20 克、红枣 10 颗，白糖适量。

【制法】莲子用温水泡软、去心；大米、红枣分别洗净。莲子、大米、红枣一起放入锅内，加适量清水，大火煮沸后，转小火熬煮成粥，加少许白糖调味即可。

【用法】佐餐食用。

【功效】健脾养胃。适用于胃病患者。

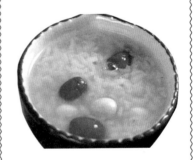

红薯小米粥

【原料】红薯、小米各 50 克，枸杞子少许。

【制法】红薯洗净，去皮，切成小块；小米淘净。把红薯块、小米放入锅中，加适量清水，用大火烧沸后，撒上枸杞子，转用小火煮至粥成即可。

【用法】佐餐食用。

【功效】健脾消食，保护血管弹性。适用于胃病患者。

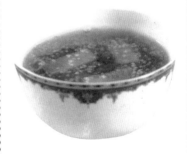

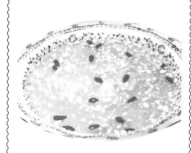

麦片银耳杞子粥

【原料】大麦片100克，银耳15克，枸杞子10克。

【制法】将银耳用水泡开后摘成小朵。大麦片用水调开待用。枸杞子用水冲洗干净。将银耳放入锅中，添加适量清水大火烧沸，煮约15分钟后，加入麦片继续烧开，撒入枸杞子稍煮片刻即成。

【用法】佐餐食用。

【功效】健脾和胃，滋补肝肾，益精明目，降糖降脂。适用于慢性胃炎、脂肪肝、糖尿病、高脂血症、高血压、脑血栓、肿瘤等患者。

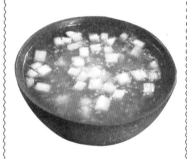

小米山药粥

【原料】鲜山药45克、小米50克，白糖。

【制法】山药洗净，去皮，切小丁；小米洗净。山药丁与小米一起放入锅内，加适量清水，大火煮成粥，粥熟后加适量白糖调匀即可。

【用法】佐餐食用。

【功效】健脾养胃。适用于胃病患者。

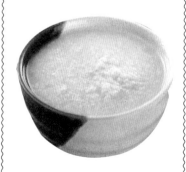

小米棒粥

【原料】小米、玉米碎、圆糯米各50克。

【制法】小米、玉米碎、圆糯米分别淘洗干净，圆糯米浸泡4小时。锅置火上，倒入适量清水煮沸后，放入圆糯米大火煮沸后转小火煮15分钟，将玉米碎、小米放入，煮至黏稠即可。

【用法】佐餐食用。

【功效】补气，养胃。适用于胃病患者。

绿豆莲子荷叶粥

【原料】绿豆 150 克、莲子 50 克、荷叶 1 张，冰糖适量。

【制法】将绿豆淘洗干净后，用清水泡 2 小时以上；莲子洗净，泡好；荷叶洗净，切块。锅中倒入适量清水，放入绿豆煮沸，放入莲子，再次煮沸后，转小火熬煮成粥，放入荷叶块稍煮。食用时，加入适量冰糖调味即可。

【用法】佐餐食用。

【功效】清热解毒，健脾养胃。适用于胃病患者。

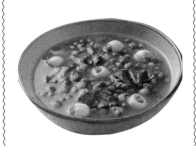

红枣花生粥

【原料】红枣 10 颗，花生仁 45 克（不除红衣），山药 30 克，大米 100 克，冰糖适量。

【制法】山药洗净，去皮；花生仁及山药捣碎；红枣洗净，去核；大米淘洗干净。锅内加入所有材料和适量清水，先用大火煮沸，后转小火熬至米熟成粥。再加入冰糖，搅拌均匀即可。

【用法】佐餐食用。

【功效】益气补血，暖胃健脾。适用于胃病患者。

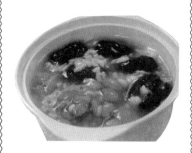

芝麻粥

【原料】黑芝麻 6 克，大米 50 克，蜂蜜、植物油各适量。

【制法】锅内倒油烧热，加入黑芝麻用中火翻炒，至有香味时盛出；大米淘洗干净备用。大米放入锅内，加清水，用大火煮沸后，转用小火煮至米八成熟时，放入黑芝麻、蜂蜜拌匀，继续煮至米烂粥成即可。

【用法】佐餐食用。

【功效】健脾养胃。适用于胃病患者。

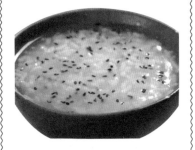

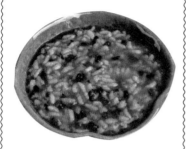

红豆粥

【原料】大米 50 克，红小豆 30 克，红糖适量。

【制法】红小豆与大米分别淘洗干净。红小豆放入锅内，加入适量清水，烧沸并煮至红小豆烂熟，再加入清水与大米一起熬煮，用大火烧沸后，转用小火，煮至黏稠为止。粥内加入适量红糖拌匀即可。

【用法】佐餐食用。

【功效】补气养血，健脾益胃。适用于胃病患者。

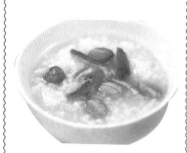

陈皮花生粥

【原料】花生仁、大米各 50 克，陈皮 15 克，白糖适量。

【制法】大米淘洗干净，浸泡 2 小时；陈皮洗净；花生仁洗净，沥干。锅内倒入适量清水煮沸，放入大米、花生仁，煮至五成熟时放入陈皮，小火煮成粥，加白糖调味即可。

【用法】佐餐食用。

【功效】健脾和胃，利肾去水，理气通乳。适用于胃病患者。

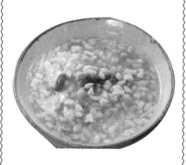

香蕉葡萄粥

【原料】香蕉 1 根，葡萄干 20 克，圆糯米 50 克，熟花生、冰糖各适量。

【制法】香蕉剥皮，切成小丁；葡萄干洗净；熟花生去皮后剁碎；圆糯米洗净，用清水浸泡 1 小时。锅中放入清水和圆糯米，大火煮沸后，转小火熬煮 1 小时左右。葡萄干、冰糖放入粥中，熬煮 20 分钟后加入香蕉丁、花生碎即可。

【用法】佐餐食用。

【功效】暖胃健脾，滋补肝肾。

核桃芝麻粥

【原料】核桃 2 个，芝麻 10 克，大米 50 克，冰糖适量。

【制法】核桃敲碎，取仁，将核桃仁放入塑料袋中，压碎备用；大米淘洗干净。锅置火上，倒入适量清水煮沸，放入大米，用大火煮沸后转小火熬煮 30 分钟，加入核桃碎、芝麻，大火煮沸后加冰糖煮至冰糖溶化即可。

【用法】佐餐食用。

【功效】健脾养胃。适用于胃病患者。

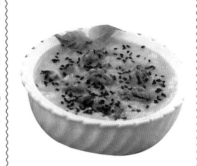

干姜红糖粥

【原料】干姜 10 克，红枣 6 颗，大米 50 克，红糖适量。

【制法】干姜洗净，切片；红枣洗净；大米洗净后用清水浸泡 30 分钟。锅内放入清水、干姜片，大火煮沸后转小火熬煮 20 分钟。将大米、红枣放入姜汤中，大火煮沸后转小火煮 30 分钟。食用时加入红糖调味即可。

【用法】佐餐食用。

【功效】益气补血，养胃健脾。适用于胃病患者。

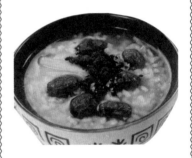

桂花板栗羹

【原料】糖桂花 100 克，板栗 300 克，冰糖适量。

【制法】板栗去皮，洗净，放入沸水锅中焯烫至半熟。糖桂花、板栗、冰糖一起加清水炖至板栗熟透即可。

【用法】佐餐食用。

【功效】滋养补脾，补肾强腰，益脾胃。适用于胃病患者。

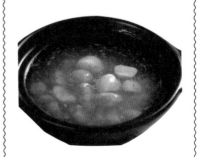

第三节 菜 肴 方

　　菜肴是以蔬菜、肉类、禽蛋类以及海味水产品等为主要原料,再配以一定比例的药物,经烹调(炒、爆、熘、烧、焖、烩、炖、煞、蒸、煮、扒、煨等)而制成的。

胡萝卜炒青蒜

　　【原料】胡萝卜150克,青蒜150克,食盐、白糖、酱油、食用植物油各适量。

　　【制法】将胡萝卜洗净,切成丝。青蒜摘洗干净,切成段待用。锅上火倒入油烧热,下胡萝卜丝、青蒜翻炒片刻,加入食盐、白糖、酱油炒制入味,即可出锅装盘。

　　【用法】佐餐食用。

　　【功效】健胃消食,顺气化痰,降血脂,解血凝。适用于胃病、高脂血症等患者。

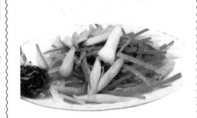

蜜枣蒸乌鸡

　　【原料】乌鸡500克,蜜枣、香菇、葱、姜、党参、枸杞子、鸡汤、食盐、料酒各适量。

　　【制法】将葱洗净切段,姜洗净切片;香菇放入碗里,加葱段、姜片和少许水,上屉蒸10分钟;枸杞子用温水洗净,党参切成段。锅置火上,倒入适量水烧沸后,把清洗干净的乌鸡放入沸水锅内氽出血水,捞出。把乌鸡放在炖煲内,放入香菇、枸杞子、党参、蜜枣,倒入鸡汤,加上食盐、料酒,盖上盖,上屉蒸约30分钟。

　　【用法】佐餐食用。

　　【功效】开胃消食。适用于食欲减退、少气乏力、糖尿病、肺结核、传染性肝炎、神经炎、消化不良、便秘、肥胖症等患者。

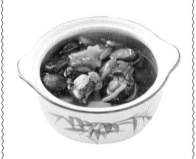

伍元蒸南瓜

　　【原料】南瓜200克,枸杞子、莲子、桂圆肉、红枣、荔枝肉各10克,食盐、糖各适量。

　　【制法】南瓜去皮,去籽,切块,放入碗内。把枸杞子、莲子、桂圆肉、红枣、荔枝肉洗净,放到南瓜肉上,撒上食盐、糖。蒸锅煮水至沸腾,放入枸杞子、莲子、桂圆肉、红枣、荔枝肉及南瓜,用中火蒸15分钟即可。

　　【用法】佐餐食用。

　　【功效】补血安神,健脑益智,补养心脾。适用于冠心病、病后需要调养、体质虚弱等患者。

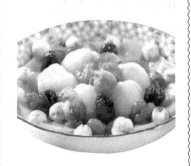

冬菇烧面筋

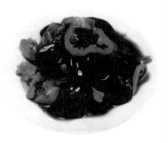

【原料】鲜香菇 150 克，面筋 200 克，冬笋片 30 克，食盐、白糖、料酒、清水、食用植物油各适量。

【制法】香菇去蒂，洗净，改刀成片。面筋冲洗干净，切成块。锅上火倒入油烧热，放入香菇、笋片略炒，再放入面筋块同炒片刻，加入酱油、料酒、清水、食盐、白糖烧开，待面筋松软入味，加入调味，即可出锅装盘。

【用法】佐餐食用。

【功效】健脾养胃，润肺止咳，理气化痰。适用于胃病、高血压、高脂血症等患者。

三菌蒸乌鸡

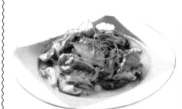

【原料】乌鸡 600 克，鸡枞、鲜香菇各 150 克，白牛肝菌（干）50 克，姜丝、葱丝、胡椒粉、食盐各适量。

【制法】将乌鸡宰杀后洗净，煮断生后漂凉；鸡枞、白牛肝菌、香菇切成片，煮断生；将姜丝、葱丝、胡椒粉加适量水拌匀成白汁。将乌鸡切成条块，放于碗中，三菌放于其上，上笼蒸熟。取出翻扣于盘中，再点缀些已熟的鸡枞、香菇、白牛肝菌，加葱丝点缀即可。

【用法】佐餐食用。

【功效】健脾和胃，增加食欲。适用于胃病患者。

木瓜甲鱼

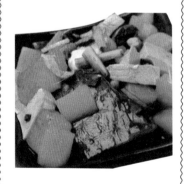

【原料】甲鱼 200 克，木瓜 200 克，豆腐 100 克，食盐、葱、姜、湿淀粉、香油、植物油各适量。

【制法】将甲鱼宰杀，清理干净，斩成块；豆腐切块；木瓜去瓤、去皮洗净，切块；葱切段；姜切片。炒锅置火上，加植物油烧至五成热，放入甲鱼块煸干血水。将木瓜、豆腐、葱段、姜片放入锅中，加水适量，改用小火加盖焖至甲鱼软糯，待汤汁浓稠时，加湿淀粉勾芡推匀，加食盐、调味，淋香油，起锅即可。

【用法】佐餐食用。

【功效】滋阴保肝，降酶降脂。适用于脂肪肝、肝病、高脂血症、动脉硬化等患者。

炒土豆丝

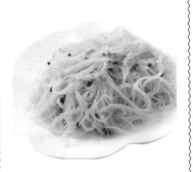

【原料】土豆 400 克，食用植物油、酱油、食盐、醋、葱花、花椒各适量。

【制法】土豆去皮，洗净，切成细丝，放于清水中浸泡 10 分钟，洗去水淀粉，清爽为止。炒锅置火上，加入适量食用植物油烧热，下入葱花、花椒略炸，倒入土豆丝。土豆丝炒拌均匀（约 5 分钟），待土豆丝快熟时加酱油、醋、食盐，略炒一下，出锅装盘即可。

【用法】佐餐食用。

【功效】和中养胃，健脾利湿。适用于胃病、高脂血症等患者。

白菜炒鸭片

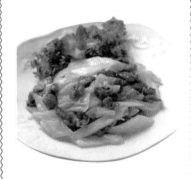

【原料】大白菜 200 克，鸭肉 200 克，姜 10 克，蒜 10 克，料酒、食用植物油、水淀粉、熟鸡油各适量。

【制法】将大白菜洗净，去叶切成片；鸭肉切成片后用料酒腌好；姜去皮切片；蒜切片。锅内烧热食用植物油，待油温升至 70℃时，下入鸭肉片，烧至八成熟时倒出。锅内留油，投入姜片、蒜片、大白菜片，用中火炒至断生时加入鸭肉片，调入食盐炒透，下水淀粉勾芡，淋入熟鸡油，翻炒片刻，即可入碟。

【用法】佐餐食用。

【功效】清热健脾，养胃生津。适用于胃病患者。

五色炒玉米

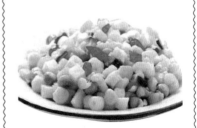

【原料】玉米粒 250 克，豌豆、红辣椒、竹笋各100 克，香菇 30 克，葱、姜、料酒、食盐、食用植物油、水淀粉各适量。

【制法】将香菇用温水泡发，切丁；红辣椒、竹笋洗净，切丁。将葱、姜分别洗净、切末。将玉米粒、豌豆、香菇、红辣椒一起余水烫透，捞出沥干。炒锅上火烧热，加食用植物油，用葱末、姜末炝锅，烹料酒，加食盐，再下玉米粒、豌豆、香菇、红辣椒、竹笋，翻炒均匀至入味，水淀粉勾芡即可。

【用法】佐餐食用。

【功效】补肝肾，健脾胃，益气血。适用于脾胃不健、食欲减退、冠心病等患者。

糖醋杨花萝卜

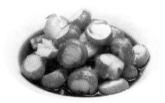

【原料】杨花萝卜400克，绵白糖、醋、食盐、香油各适量。

【制法】杨花萝卜洗净，削去根蒂，用刀将其拍一下，放入大碗中，加入食盐腌渍约20分钟，挤去水分，待用。净锅上火倒入适量清水，放入白糖烧开，稍煮后倒入碗内，至冷却后，放入醋调匀，再将杨花萝卜放入浸泡约1小时。食用时将杨花萝卜取出装盘，淋入香油即可。

【用法】佐餐食用。

【功效】健脾养胃，顺气化痰，降压降脂，消积水。适用于胃热、高脂血症、高血压、肥胖症等患者。

枸杞子松仁烩鸭片

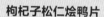
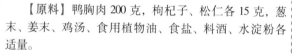

【原料】鸭胸肉200克，枸杞子、松仁各15克，葱末、姜末、鸡汤、食用植物油、食盐、料酒、水淀粉各适量。

【制法】将鸭胸肉改刀切成大片，放在盘内，加入食盐和料酒拌匀备用；枸杞子用温水泡软、洗净备用；松仁放锅内煸炒至熟，取出备用。将净锅置火上，放食用植物油烧热，放入鸭肉片滑散至熟，捞出待用。将净锅置火上，倒入食用植物油烧至六成热，用葱末、姜末炝锅，放入鸡汤煮沸，加入枸杞子、鸭肉片、食盐、料酒，煮沸后用水淀粉勾芡，撒上松仁即可。

【用法】佐餐食用。

【功效】提高机体免疫力，补气强精，滋补肝肾。适用于胃病患者。

蚝油拌菠菜

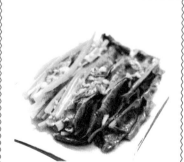

【原料】菠菜300克，大蒜、蚝油各适量。

【制法】菠菜洗净，放入沸水中汆烫一下，捞出，立即浸入凉开水中，待凉后捞起，用手轻轻挤干水分。将菠菜对切成两半，装在盘中。大蒜去皮，切末，撒在菠菜上，淋上适量蚝油，拌匀即可。

【用法】佐餐食用。

【功效】利五脏，解酒毒，保障营养，增进健康。适用于胃病患者。

麻辣白菜

【原料】大白菜 750 克，干辣椒 10 克，花椒 25 粒，食盐、料酒、酱油、食用植物油各适量。

【制法】大白菜洗净，掰成块。干辣椒切成小段待用。炒锅上火，放油烧热，下花椒、干辣椒煸香，放入白菜、食盐迅速翻炒，随即加入料酒、酱油，翻炒均匀，起锅装盘即可。

【用法】佐餐食用。

【功效】养胃利水，解热除烦。适用于胃病、高脂血症等患者。

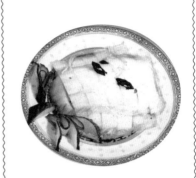

党参莲子煲鸭肫

【原料】腊鸭肫 100 克，山药、莲子各 50 克，党参 25 克，食盐、陈皮各适量。

【制法】将腊鸭肫用水洗干净备用。将山药、莲子、党参洗干净，切小段备用；陈皮用水洗干净。将瓦煲内加入适量水，先用猛火煲至水滚，然后放入腊鸭肫、党参、莲子、山药、陈皮，改用中火煲 3~4 小时，加入适量食盐调味，即可饮用。

【用法】佐餐食用。

【功效】益气健脾，渗湿止泻。适用于脾胃气虚、运化失职、湿浊下注之便溏泄泻、食少纳呆、消瘦乏力、面色无华、胸脘痞闷等患者。

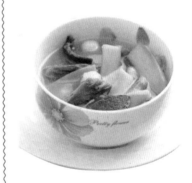

蒜泥菠菜

【原料】菠菜 600 克，大蒜、香油、食用植物油、食盐各适量。

【制法】菠菜择除老叶洗净，沥干水分；大蒜去皮，剁成泥，放入碗中加香油、食盐拌匀，做成酱汁。将水煮沸，加入菠菜、食用植物油和食盐，烫煮约 3 分钟，捞出沥干水分。将菠菜盛入盘中，再淋上蒜泥酱汁，拌匀即可。

【用法】佐餐食用。

【功效】健脾养胃，止渴润肠，滋阴平肝，助消化。适用于胃病患者。

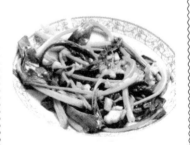

干丝拌青椒

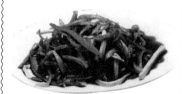

【原料】青椒150克，豆腐干150克，食盐、白糖、酱油、香油各适量。

【制法】青椒去蒂、籽，洗净，切成丝，入沸水中焯烫一下，捞入冷开水中激凉，再捞出沥水。豆腐干切成丝，入沸水中焯烫，沥水待用。将青椒丝、干丝放入大碗中，加入食盐、白糖、酱油、香油拌匀后，装盘即成。

【用法】佐餐食用。

【功效】温中和胃，降糖，降脂。适用于慢性胃炎、高脂血症等患者。

菊花鸭肫

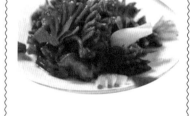

【原料】鸭肫400克，食盐、水淀粉、花椒、葱、姜、食用植物油各适量。

【制法】将葱洗净切段，姜去皮切片；鸭肫清洗干净，于其上剞刀切出十字花，并切为四块，入锅汆水。将飞汆过水的菊花鸭肫吸干水分，用适量食盐、水淀粉拌匀，入油锅拉油后捞出。另起锅，下食用植物油，把花椒、葱段、姜片爆香，投入菊花鸭肫，调味，翻炒片刻，即可装盘。

【用法】佐餐食用。

【功效】健脾和胃。适用于脾胃虚寒、食欲减退、脘腹冷痛、呕吐、腹泻、蛔虫引起的腹痛等患者。

香菇滑菠菜

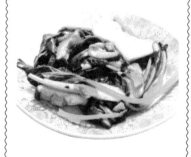

【原料】菠菜300克，香菇50克，蒜25克，花生油、水淀粉、姜片、食盐、料酒各适量。

【制法】菠菜洗净，切段放沸水锅内焯一下，捞出控干水；蒜去皮剁成末。香菇泡透洗净切片，香菇水澄清留用。起油锅，放入姜片、蒜末爆香，放香菇片煸炒片刻，再放入菠菜炒匀，加入料酒、香菇水、食盐，炒至入味，用水淀粉勾芡即成。

【用法】佐餐食用。

【功效】健脾胃，益气血，助消化。适用于胃溃疡患者。

果味卷心菜

【原料】卷心菜 300 克，黄瓜 1 条，胡萝卜 1 根，鲜橙子 2 个，食盐、白糖、香油各适量。

【制法】卷心菜叶去掉硬梗，洗净，切成细丝。黄瓜洗干净，切成细丝。胡萝卜洗净去皮，切成细丝。将三种原料的丝一起放入小盆中，加入食盐拌腌至软。鲜橙子榨汁待用。将腌制好的三丝挤去部分水分，加入鲜橙汁、白糖拌匀，装盘，淋上香油即成。

【用法】佐餐食用。

【功效】健胃通络，补益肝肾，降低尿酸。适用于胃病、高脂血症、肥胖症等患者。

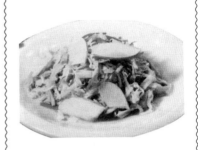

圆笼粉蒸鹅

【原料】鹅肉 600 克，荷叶 50 克，米粉、葱末、蚝油、甜面酱、辣椒酱、香油、胡椒粉、花椒、食用植物油各适量。

【制法】将鹅肉切成片，放入水中泡去血水；将蚝油、甜面酱、辣椒酱、香油、胡椒粉一同放入鹅肉片中抓匀，然后腌 5 分钟，然后将鹅肉片两面蘸匀米粉。将荷叶修整齐后，入沸水中氽过，然后捞出铺在小笼中间；将食用植物油烧热，放入花椒炸出花椒油。将鹅肉片整齐地放在小笼的荷叶上，用大火蒸，撒上葱末，浇上花椒油即可。

【用法】佐餐食用。

【功效】增强人体免疫力。适用于胃病患者。

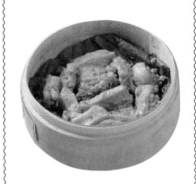

酥香菠菜

【原料】嫩菠菜 250 克，鸡蛋 2 个，熟食用植物油、食盐、面粉、干淀粉各适量。

【制法】嫩菠菜洗净，沥干，切成段。鸡蛋磕入碗内，加入干淀粉、面粉、食盐和少许水调匀。炒锅上火，倒油烧热，将菠菜挂上鸡蛋糊，下入油锅炸至金黄色，捞出沥油，装入盘内即可。

【用法】佐餐食用。

【功效】开胃益中，健脾活血，护肝明目。适用于胃病患者。

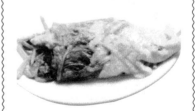

芹菜炒鳝鱼片

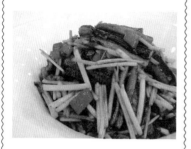

【原料】鳝鱼 150 克，芹菜 180 克，香油、食盐、湿淀粉、葱花、姜丝、蒜蓉各适量。

【制法】将鳝鱼活宰，除去肠脏、骨、头、洗净，用沸水焯去血腥，切成片备用。将芹菜洗净后切成小段，放入沸水焯一下，捞出备用。将炒锅置旺火上，锅烧热后放入适量香油，油烧热后放入生姜丝、蒜蓉及葱花炒香，再放入鳝鱼片，炒至六成熟时再放入芹菜段、炒熟后，再加食盐，用湿淀粉勾芡，略炒即可。

【用法】佐餐食用。

【功效】降脂健胃，清热解暑。适用于胃病、高脂血症合并动脉粥样硬化等患者。

松茸鹅肉块

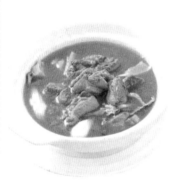

【原料】光雁鹅 500 克，水发松茸 250 克，白菜心 150 克，罐头蘑菇、熟冬笋各 50 克，清水、姜、葱、食盐、醋、料酒、糖、胡椒粉各适量。

【制法】将光雁鹅洗净，入沸水锅中氽透捞出，剁成大块，用清水洗干净，捞出。洗净白菜心，切块，入沸水锅中略氽，捞出；冬笋切块，姜去皮后拍松。大砂锅置小火上，入清水、葱、姜、罐头蘑菇、冬笋松茸、雁鹅肉块，加料酒、醋、食盐、糖，煮沸后撇去浮沫，盖上盖，炖至雁鹅肉酥烂，揭开盖，撇去汤面上的油，撒入胡椒粉即可上桌食用。

【用法】佐餐食用。

【功效】益肠胃，理气化痰，驱虫。适用于身体虚弱、气血不足、营养不良等患者。

粤香小炒王

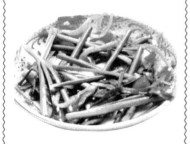

【原料】韭菜 250 克，干银鱼仔 100 克，花生油、食盐、胡椒粉、红辣椒、姜各适量。

【制法】韭菜切成 4 厘米长的段；银鱼仔洗干净；姜切末；红辣椒洗净切丝。锅内放油烧沸，投入银鱼仔炸一下，捞出。另起油锅，投入红辣椒、姜末、韭菜翻炒片刻，放入炸好的银鱼仔炒匀，下入食盐、胡椒粉调味即可。

【用法】佐餐食用。

【功效】宽中健胃，润肺止咳，补肾助阳。适用于胃病患者。

三丝白菜

【原料】大白菜心或娃娃菜 1 棵，火腿丝 25 克，香菇丝 20 克，笋丝 20 克，胡萝卜丝 20 克，食盐、鸡汁、鲜汤、湿淀粉、食用植物油各适量。

【制法】白菜心洗净，在中间顺长剖开，在尾部划一刀（保持菜心完整），下沸水锅中焯一下。锅中放入鲜汤烧沸，放入菜心、食盐、鸡汁烧透入味，捞出装盘。鸡汁留锅中，加入火腿丝、香菇丝、笋丝、胡萝卜丝，烧沸，用湿淀粉勾芡，淋油，浇在菜心上即可。

【用法】佐餐食用。

【功效】通利胃肠，解渴利尿。适用于胃病、高脂血症等患者。

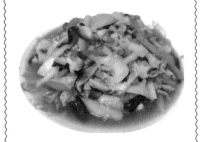

西柠鹌鹑煲

【原料】鹌鹑 250 克，鹌鹑蛋 60 克，柠檬 50 克，红椒、姜各 10 克，酱油、食盐、淀粉、干葱、香菜、食用植物油各适量。

【制法】将柠檬去皮磨成蓉，果肉榨成芡汁和腌料；红椒洗净切丝，姜切片，干葱剁蓉；鹌鹑蛋隔水蒸熟，去壳用食用植物油炸过。将鹌鹑除去内脏后洗净，用酱油、柠檬汁、食盐腌渍 2 小时，倾出汁液，扑上淀粉，下油锅炸至金黄。在锅内下姜片、干葱蓉爆香，下入芡汁煮开，下鹌鹑蛋、鹌鹑和红椒丝，盖好，煮至汁浓，撒上香菜即可。

【用法】佐餐食用。

【功效】降血压。适用于胃病、心血管病等患者。

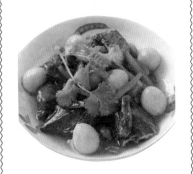

桃香韭菜

【原料】韭菜 150 克，核桃 10 克，香油、食盐各适量。

【制法】韭菜洗净后切段。核桃仁入香油锅中炒熟。加入韭菜、食盐略炒，待韭菜熟后即可。

【用法】佐餐食用。

【功效】润胃肠，行气活血。适用于胃病患者。

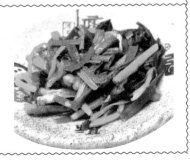

麻辣豆腐肉末

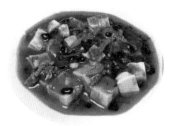

【原料】嫩豆腐 300 克，猪瘦肉 50 克，辣椒粉 3 克，花椒粉 12 粒，大蒜泥 15 克，大葱末、生姜末、胡椒粉、食盐、料酒各适量。

【制法】豆腐切方块。将猪瘦肉洗净，剁成肉泥，拌入大蒜泥、生姜末、大葱末、料酒、食盐。起油锅，先加辣椒粉、花椒粉，再加入备好的肉泥，翻炒至肉将熟时，倒入豆腐块，加清水、食盐，翻炒后，再撒入胡椒粉拌匀即成。

【用法】佐餐食用。

【功效】健胃消食，降脂减肥。适用于胃病、高脂血症、肥胖症等患者。

百合蜜枣炖猪肠

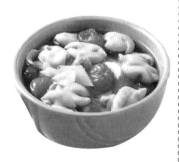

【原料】鲜猪肠 180 克，干百合 15 克，蜜枣 20 克，红枣、姜各 10 克，食盐、胡椒粉、料酒各适量。

【制法】将鲜猪肠处理干净，切成小段；干百合用温水泡透；姜去皮切片。将锅内烧水，水开后投入鲜猪肠，用中火煮去血渍，捞起。取炖盅一个，加入猪大肠、干百合、蜜枣、红枣、姜，调入食盐、料酒、胡椒粉，加入适量的水，加盖入蒸柜炖约 3 小时即可。

【用法】佐餐食用。

【功效】补益脾胃，滋养阴血，养心安神，缓和药性。适用于胃病、食欲减退等患者。

淡菜韭菜

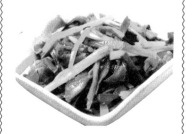

【原料】韭菜 60 克，淡菜（干）30 克，食盐、植物油各适量。

【制法】将淡菜用开水煮软，洗净捞出沥水；韭菜洗净，切段。将锅烧热，放入植物油，待油沸，放入淡菜煎开。再将韭菜投入，加食盐拌炒至熟，即可。

【用法】佐餐食用。

【功效】滋补肝肾，益胃健脾，益精养血。适用于胃病、肝肾不足、精血亏虚、眩晕、盗汗、腰痛、阳痿、小便余沥等患者。

椒盐玉米粒

【原料】嫩玉米粒 500 克，青、红椒，吉士粉、食盐、花椒盐、干淀粉、食用植物油各适量。

【制法】玉米粒洗净，入沸水焯一下，沥水后加入食盐后放置约 15 分钟，再加入吉士粉、干淀粉拌匀。青、红椒切成粒待用。锅上火倒入油至 7 成热时，投入玉米粒炸至酥脆，倒入漏勺沥油。锅中留少许底油，投入青、红椒粒、花椒盐、玉米粒翻炒均匀，起锅装盘即成。

【用法】佐餐食用。

【功效】调中开胃，降压降脂，降低尿酸。适用于胃病、高血压、高脂血症、脂肪肝等患者。

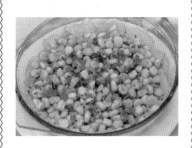

马蹄煮猪肚

【原料】猪肚 200 克，马蹄 60 克，胡萝卜、姜、葱、牛油、食盐、糖、清汤、食用植物油、香油、胡椒粉各适量。

【制法】猪肚切片，马蹄去皮切厚片，胡萝卜去皮切厚片，姜切片，葱切段。烧锅下食用植物油，入姜片、猪肚煸干水分。加清汤煮开，入马蹄、胡萝卜、食盐、葱段、牛油、糖、胡椒粉，小火煮 8 分钟，淋入香油即可。

【用法】佐餐食用。

【功效】健脾和胃。适用于各种疮疥癣等所致的白斑秃病患者。

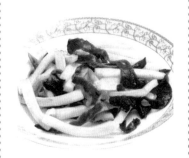

三色蒸宝丝

【原料】大白菜 300 克，鸡腿菇 80 克，木耳 20 克，火腿 30 克，食盐、生抽王、香油、蒜头各适量。

【制法】大白菜取梗洗净，切成粗丝；鸡腿菇洗净切粗丝；木耳泡发后洗净切丝；火腿切丝；蒜头拍成蓉。锅内烧水，放入白菜梗略烫，捞起，同鸡腿菇、木耳、火腿及蒜蓉放在盘内，加入食盐、生抽王、香油拌匀。上笼蒸约 6 分钟即可。

【用法】佐餐食用。

【功效】养胃生津，清胃涤肠，助消化，利尿通便。适用于胃溃疡患者。

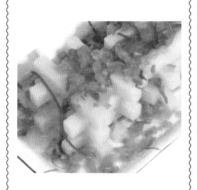

酸菜薯条

【原料】酸菜 400 克，马铃薯 250 克，干辣椒 10 克，食盐、鲜汤、食用植物油各适量。

【制法】酸菜洗净，切成末。马铃薯去皮，切成条，用清水浸泡待用。干辣椒切成细丝。锅上火，放油烧热，下酸菜、干辣椒丝煸炒，加入鲜汤、薯条烧制，待薯条熟时，放入食盐，调好口味，起锅装盘即可。

【用法】佐餐食用。

【功效】和胃调中，健脾利湿。适用于胃病、高脂血症等患者。

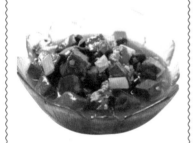

麻辣猪血

【原料】猪血 400 克，猪肉馅 75 克，干辣椒、蒜、豆瓣酱、豆豉、汤、酱油、食盐、糖、水淀粉、花椒油、食用植物油各适量。

【制法】将猪血洗净切丁。将净锅置火上，放食用植物油烧热，放入猪肉馅，用小火煸炒至酥香，再放入豆瓣酱、豆豉、酱油、食盐、糖和汤煮沸。倒入猪血丁，再煮沸后用小火煮几分钟至汤汁浓稠，用水淀粉勾芡，加上干辣椒和蒜，淋上花椒油，起锅装盘即可。

【用法】佐餐食用。

【功效】提高免疫，减少贫血，增强体质。适用于妇女儿童缺铁性贫血、老年人体内蛋白质不足等患者。

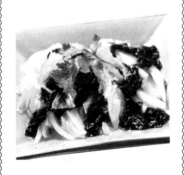

白菜丝拌紫菜

【原料】大白菜 500 克，紫菜 15 克，大蒜 25 克，花生油、食盐、醋、香油各适量。

【制法】大白菜洗净切丝，放入沸水锅内烫一下后捞出，用冷水过凉，捞出；紫菜放温水里浸泡片刻，撕成小块，取出控水；大蒜去皮洗净，剁成细末。起油锅，放入蒜末煸炒出香味，出锅倒在碗里，加上食盐、醋、香油拌匀成味汁。将大白菜丝和紫菜放在大碗里，加入调好的味汁调拌均匀即可。

【用法】佐餐食用。

【功效】通利肠胃，解热除烦，清热解毒。适用于胃溃疡患者。

荷叶粉蒸肉

【原料】猪五花肉 500 克，鲜荷叶 2 张，料酒、甜面酱、酱油、白糖、五香粉、葱段、姜片、香油、粉蒸料、食用植物油各适量。

【制法】猪肉切成大片，放在碗中加甜面酱、酱油、料酒、白糖、葱段、姜片、五香粉、食用植物油拌匀，腌渍 30 分钟。将肉中的葱段、姜片拣出，拌上粉蒸料，皮朝下置碗中，葱段、姜片放在上面，上笼蒸约 3 小时至肉酥烂，去葱段、姜片。鲜荷叶用水洗净，用开水烫一下，冷水过凉后，划成长方块 10 张，平摊案板上，将肉逐一放上，滴上香油，包成 10 包装盘，上笼旺火蒸 5 分钟至透出荷叶香即成。

【用法】佐餐食用。

【功效】健脾养胃，升清降浊。适用于胃病、冠心病及高血脂的中老年患者。

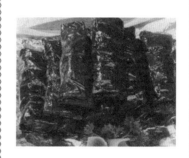

清蒸牛肉

【原料】牛肉 250 克，干辣椒、香叶、姜、花椒、丁香、水淀粉、酱油各适量。

【制法】把牛肉切成小块后，放入热水中飞去血沫；将水淀粉、酱油勾芡成汁。将飞去血沫的牛肉块整齐地排在碗中，放入花椒、丁香、干辣椒、姜。上笼用大火把水烧开，再把火调小，慢慢煮至牛肉酥烂入味。取出，扣入盘中，淋上芡汁即可。

【用法】佐餐食用。

【功效】暖胃。适用于胃病患者。

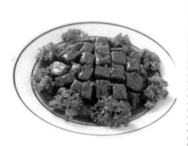

大白菜炖豆腐

【原料】大白菜 500 克，豆腐 300 克，大葱、姜、植物油、食盐、胡椒粉各适量。

【制法】大白菜、豆腐均洗净适当切块；姜切片，大葱切丝。起油锅，放入葱、姜炒香后加入白菜稍炒。下豆腐，放入食盐、胡椒粉和适量的水，旺火烧沸后转小火，待白菜豆腐烧透后出锅即可。

【用法】佐餐食用。

【功效】和脾胃，生津润燥，清热解毒，益气清肠。适用于胃病患者。

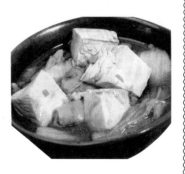

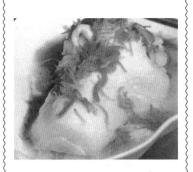

干贝扒白菜

【原料】干贝丝（发制）50 克，大白菜心 300 克，食盐、胡椒粉、湿淀粉、鲜汤、食用植物油各适量。

【制法】大白菜心洗净，中间顺长剖开，放入鲜汤中焯一下。锅上火，放油烧热，放干贝丝煸炒，放入鲜汤、食盐、胡椒粉、白菜心，烧制入味，用湿淀粉勾芡，淋油，起锅装盘即可。

【用法】佐餐食用。

【功效】通利肠胃，解渴利尿。适用于胃病、高脂血症等患者。

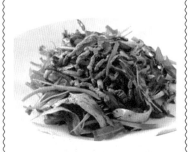

空心菜炒牛肉

【原料】牛肉 500 克，空心菜 100 克，红椒、食用植物油、蚝油、淀粉、糖、生抽、香油、食盐各适量。

【制法】将牛肉切丝后，加蚝油、淀粉、糖、清水，抓捏均匀腌渍片刻后，再加香油拌匀；红椒切丝。起锅烧食用植物油，将牛肉滑至变色就出锅。用底油炒空心菜梗和红椒丝，加少许食盐先让空心菜入味。放入牛肉丝，放生抽快速拌匀即可。

【用法】佐餐食用。

【功效】补充能量。适用于胃病患者。

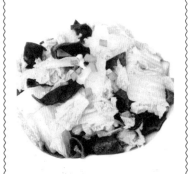

素炒木耳白菜

【原料】大白菜 250 克，水发木耳 100 克，大豆油、食盐、酱油、花椒粉、葱花、湿淀粉各适量。

【制法】将木耳去杂洗净，切小片；大白菜洗净，切斜片。将炒锅内放入大豆油加热，放入花椒粉炝锅。随即下白菜煸炒至油润透亮，放入木耳，加酱油、食盐继续煸炒，快熟时，用湿淀粉勾芡，撒葱花，出锅即可。

【用法】佐餐食用。

【功效】补脾开胃，益气清肠，安眠健胃。适用于胃病患者。

青蒜炒鳝鱼片

【原料】鳝鱼 500 克，青蒜 250 克，生姜末，食盐、豆粉、白糖、食用植物油、黄酒、水淀粉各适量。

【制法】先将鳝鱼宰杀，去除内脏，用少许食盐腌去黏液，并且投入沸水中焯去鱼腥，切片放入碗内，加食盐、豆粉、白糖、生姜拌匀上浆。将青蒜去根洗净，切段。起油锅，投入大蒜片煸炒至八成熟时盛起。再起油锅，投入生姜末爆香，放入鳝鱼片，烹入黄酒，煸炒片刻，倒入青蒜炒匀，调味，用水淀粉勾芡即可。

【用法】佐餐食用。

【功效】健脾和胃，降脂减肥。适用于胃病、高脂血症合并肥胖症等患者。

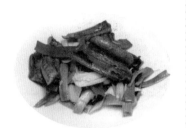

姜醋炖牛肚

【原料】牛肚 500 克，姜 50 克，葱、食盐、醋、料酒各适量。

【制法】将牛肚洗净，姜洗净去皮切片，葱切花。将锅内加水煮沸，放入牛肚煮片刻，捞起，滤干水。将牛肚、姜放入炖盅内，加入水、醋、料酒用中火炖 2 小时，调入食盐，撒上葱花即可。

【用法】佐餐食用。

【功效】刺激身体汗腺，达到发汗散热，刺激上呼吸道，使黏痰易于咳出。适用于胃病患者。

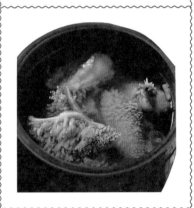

番茄炒卷心菜

【原料】卷心菜 400 克，番茄 1 个，料酒 1 大匙，植物油、食盐、大蒜、葱各适量。

【制法】卷心菜洗净，切成小片；大蒜去皮，切末；番茄洗净，切成月牙形片；葱洗净，切段。锅中倒植物油烧热，爆香蒜末、葱段，放入番茄炒香。加入卷心菜用大火翻炒，倒入适量水及食盐、料酒炒匀，加盖转小火焖烧至熟即可。

【用法】佐餐食用。

【功效】养胃生津，除烦解渴，利尿通便。适用于胃病患者。

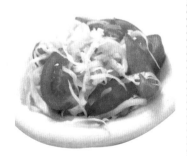

凉拌豆腐皮

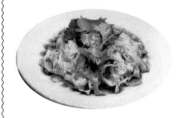

【原料】豆腐皮 250 克，香菜、蒜泥、食盐、白糖、酱油、醋、香油各适量。

【制法】豆腐皮洗净，放入冷水中泡软，改刀成宽条，再入沸水中焯烫一下，捞出沥干后，放入大碗中。取一只小碗，将蒜泥、酱油、食盐、醋、香油、白糖放入，调成卤汁，浇在豆腐皮上，拌匀后，装盘即成。

【用法】佐餐食用。

【功效】养胃，解毒，降血脂，清肺热，止咳，消痰。适用于胃病、高脂血症、高胆固醇、肥胖症、血管硬化等患者。

咖喱牛蹄筋

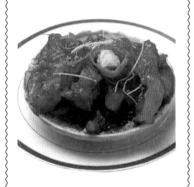

【原料】牛蹄筋 500 克，食盐、糖、蚝油、咖喱、芝麻酱、葱油、淀粉各适量。

【制法】把牛蹄筋切成约 6 厘米长，用淀粉拌匀。把食盐、糖、蚝油、咖喱、芝麻酱拌匀。加入牛蹄筋中，拌匀后淋入葱油，上碟蒸 5 分钟即可。

【用法】佐餐食用。

【功效】促进唾液和胃液的分泌，增加胃肠蠕动，增进食欲，协助伤口复合，预防老年痴呆症。适用于胃病患者。

卷心菜拌花生

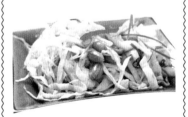

【原料】卷心菜 500 克，熟花生仁 30 克，蒜苗、葱、食盐、香油各适量。

【制法】卷心菜、葱和蒜苗均洗净、切丝。卷心菜、葱、蒜苗沥干水后放在大碗中加食盐、香油拌匀，再放进冰箱腌 2 小时。待食用时，取出卷心菜，加入花生仁略拌一下即可。

【用法】佐餐食用。

【功效】养胃醒脾，滑肠润燥。适用于胃脘疼痛，动脉硬化，消化道溃疡等患者。

辣椒蘑菇烧豆腐

【原料】豆腐两块，辣椒 100 克，蘑菇 150 克，黑木耳（水发）50 克，姜米、食盐、料酒、水淀粉、鲜汤、香油、食用植物油各适量。

【制法】豆腐切成小方块，入沸水锅中焯一下，捞出。蘑菇切成块。辣椒切成块。锅上火倒入油烧热，投入辣椒块大火速炒至断生即盛出。锅继续上火倒入油烧热，放入姜米煸香，下蘑菇、黑木耳略炒，再烹入料酒，添加适量鲜汤、食盐烧沸，放入豆腐、辣椒，烧开后，淋上水淀粉，出锅装碗淋上香油。

【用法】佐餐食用。

【功效】温中和胃，益气健脾。适用于胃病、高脂血症、糖尿病、高血压等患者。

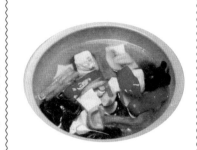

红烧牛蹄筋

【原料】牛蹄筋 750 克，白菜心 100 克，淀粉、姜片、桂皮、葱、料酒、香油、酱油、食用植物油、食盐各适量。

【制法】牛蹄筋放入冷水锅中，大火煮沸，煮沸10 分钟后捞出，去碎骨，刮去表面衣皮，再切条。取大瓦钵 1 只，用竹箅子垫底，放牛蹄筋、桂皮、料酒、酱油、食盐、葱、姜片和水，大火上煮沸，改小火煨4~5 小时，至蹄筋软烂，剩少量浓汁时离火，去掉葱、姜、桂皮。在锅内放食用植物油烧至八成热，放白菜心，加食盐烧熟，盛在瓷盘的周围；炒锅内放食用植物油烧至八成热，倒入牛蹄筋煸炒，烹入原汁，煮沸后，用水淀粉勾薄芡，盛入大瓷盘的中间，淋香油。

【用法】佐餐食用。

【功效】抵御细菌病毒。适用于胃病患者。

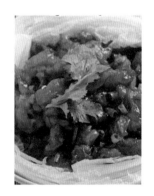

卷心菜炒牛肉

【原料】卷心菜 500 克，牛肉 60 克，大蒜、姜末、食盐、白砂糖、湿淀粉、植物油各适量。

【制法】卷心菜洗净，切片；大蒜捣蓉；牛肉洗净，切片。起油锅，爆香姜末，放入牛肉，炒至八成熟起锅。再起油锅，下蒜蓉爆香，下卷心菜炒熟，再下牛肉，调入食盐、白砂糖、湿淀粉，略翻炒即可。

【用法】佐餐食用。

【功效】补脾健胃，滑肠润燥，养血止血。适用于胃病患者。

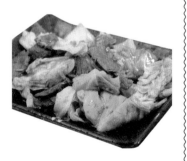

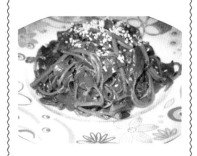

蒜泥马齿苋

【原料】鲜马齿苋 100 克，大蒜 15 克，食盐、香油各适量。

【制法】将鲜马齿苋去根洗净，投入沸水中汆一下，捞出沥干，切成小段；将大蒜剥皮，洗净后捣成蒜泥。之后将切好的马齿苋放入碗中，加入蒜泥拌匀，用食盐、香油调味即成。

【用法】每日 1~2 次，佐餐食用。注意即拌即食，不宜久放。

【功效】理气健胃，清热解毒，利湿降脂。适用于胃病，痰浊阻滞型、脾虚湿盛型高脂血症等患者。

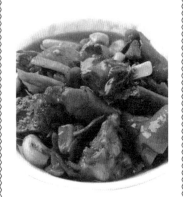

家常狗肉

【原料】狗肉 500 克，蒜、青椒各 100 克，干红椒、食用植物油、料酒、糖、食盐、酱油、辣椒油、桂皮、姜、香油各适量。

【制法】将狗肉去净骨，烙去毛，用温水浸泡并刮洗干净，再下入冷水锅中煮沸，捞出，洗去血沫，放到砂锅内，加入拍碎的姜以及桂皮、干红椒、料酒和水，煮到六成烂时取出狗肉，切成长条（原汤保留待用）。青椒去蒂去籽切块，用盘装上，蒜切长斜段。在锅内放食用植物油烧热，下入狗肉煸炒出香味，加糖、辣椒油、酱油、食盐和原汤，装入沙钵内用小火煨烂，放蒜、香油，装入汤盅内即可。

【用法】佐餐食用。

【功效】醒脾气，消积食。适用于胃病患者。

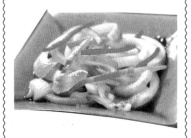

清炒洋葱

【原料】洋葱头 120 克，青、红椒各 1 个，醋、白砂糖、食用植物油、食盐、酱油各适量。

【制法】取洋葱头去掉外皮，洗净，切丝；青、红椒洗净切丝。旺火热锅加食用植物油，放入洋葱丝、辣椒丝翻炒，加入食盐、酱油、醋、白砂糖调味，拌炒均匀。炒至洋葱熟透，出锅装盘即成。

【用法】佐餐食用。

【功效】理气和胃，杀菌散寒。适用于胃病患者。

茼蒿黑木耳炒肉

【原料】茼蒿 100 克，瘦肉 90 克，彩椒 50 克，水发木耳 50 克。姜片、葱段、食盐、料酒、生抽、水淀粉、食用植物油。

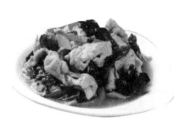

【制法】木耳切小块，彩椒切粗丝，茼蒿切段，瘦肉切片用食盐、淀粉抓匀。热油爆香葱、姜，倒入肉片、料酒炒变色，倒入茼蒿段、木耳块、彩椒丝翻炒，加调味料炒至熟，淋水淀粉勾芡即可。

【用法】佐餐食用。

【功效】滋肾养胃，益气强身。适用于胃病及高脂血症患者。

茴香炖狗肉

【原料】狗肉 400 克，茴香、大料、桂皮、陈皮、姜、葱、食盐、料酒各适量。

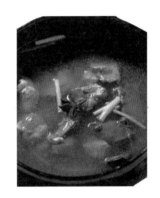

【制法】将狗肉斩块，姜切片，葱切段。将烧锅置于火上，将狗肉、部分姜片放入锅中炒至干身，铲起洗净。将狗肉、姜片、葱段、茴香、大料、桂皮、陈皮放入炖盅内，加入清水、料酒，用中火炖 3 小时，调入食盐即可。

【用法】佐餐食用。

【功效】健胃，行气，缓解痉挛，减轻疼痛。适用于痉挛疼痛患者。

香菇炒卷心菜

【原料】卷心菜 500 克，香菇（干）50 克，植物油、料酒、食盐、葱、姜各适量。

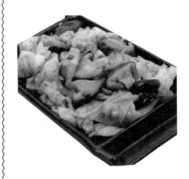

【制法】将香菇用温水泡发，去蒂洗净，切厚片；卷心菜洗净，切成块；葱、姜切末。炒锅注油烧热，倒入卷心菜略炒，盛出。起油锅，下入姜末煸出香味，放入卷心菜、香菇和少许泡香菇的水，加食盐、料酒煸炒至熟，撒葱花，即可。

【用法】佐餐食用。

【功效】补肝肾，健脾胃，理气化痰。适用于胃溃疡患者。

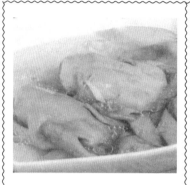

番薯煲老鸽

【原料】老鸽2只，番薯300克，食盐、料酒、生姜、葱段各适量。

【制法】老鸽放入沸水中焯水，洗净。番薯切成菱形。砂锅放入鸽子、生姜、葱段、清水，大火烧沸，撇去浮沫，加料酒，改小火炖至七成熟时，放番薯块继续炖制，待鸽子酥烂时，用调味料调好口味，撒上葱段上桌即可。

【用法】佐餐食用。

【功效】健脾益胃，滋补强身。适用于胃病及高脂血症等患者。

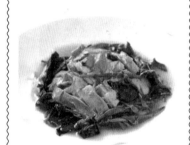

胡羊肉

【原料】羊肉800克，黑木耳（水发）、黄花菜（干）、淀粉、蒜苗丝、食盐、姜片、沙姜、葱、香菜、花椒、茴香、草果、香油、酱油、花椒粉各适量。

【制法】羊肉整块投入锅中，用大火煮约半小时，去除血沫后改小火将花椒、茴香、姜片、沙姜、草果用纱布打包后投入锅内，同肉煮至九成熟，捞出晾凉。将煮熟的羊肉切成长条，摆放在大汤碗内，再放上葱、姜片，加入原汤，调上花椒粉、食盐，上笼蒸40～50分钟，蒸至肉烂时调料入味，下笼翻扣在盘内。将炒勺置火上，将盘内的汤汁倒入炒勺内，投入黑木耳、黄花菜，调上酱油，用淀粉勾芡，淋香油，撒香菜、蒜苗丝，浇在羊肉上即可。

【用法】佐餐食用。

【功效】健脾养胃。适用于寒湿阻滞脾胃、脘腹胀满、疼痛及呕吐腹泻等患者。

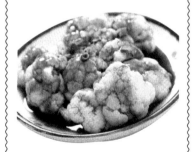

蚝油菜花

【原料】菜花400克，蚝油、酱油、花生油、食盐、白砂糖、葱花、淀粉、香油各适量。

【制法】菜花掰小朵，入沸水焯过，沥干水分；用酱油、白砂糖、食盐、淀粉调成味汁。炒锅上大火，放油烧至七成热，下入菜花炸至金黄色时捞出控油。炒锅内留底油，放入蚝油、葱花炒散，放入菜花略翻炒，倒入味汁炒匀，淋上香油即可。

【用法】佐餐食用。

【功效】补肾填精，健脑壮骨，补脾和胃。适用于胃病及脾胃虚弱等患者。

平菇肉片

【原料】鲜平菇 250 克，猪里脊肉 150 克，蛋清 1 个，红椒、葱、姜汁、食盐、白糖、料酒、鲜汤、水淀粉、食用植物油各适量。

【制法】平菇手撕成片。猪里脊肉切成片，用刀背略捶后，放入大碗中加葱、姜汁和食盐、料酒、糖拌匀，再以蛋清、水淀粉拌匀上浆。红椒切成菱形片。锅上火入油至 6 成热，下肉片滑油至熟，漏勺沥油。锅留底油，下平菇、青、红椒片煸炒断生，加入食盐、糖、鲜汤，水淀粉勾薄芡，倒入肉片炒匀即成。

【用法】佐餐食用。

【功效】益气补血，降脂。适用于慢性胃炎、高脂血症、肝炎、软骨病、高血压等患者。

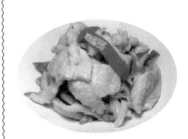

黄豆焖羊肉

【原料】羊肉 400 克，黄豆 100 克，食用植物油、食盐、清汤、胡椒粉、料酒、姜、蒜苗、胡萝卜、枸杞子各适量。

【制法】将羊肉切成块，黄豆用水泡透，姜切片，胡萝卜切块，枸杞子洗净。在锅内下食用植物油，待油热时放入姜片、羊肉爆炒炒干水分，攒入料酒，加清汤，用小火焖 20 分钟。往锅里加入胡萝卜块、黄豆、枸杞子焖烂。往锅里调入食盐、胡椒粉、蒜苗，焖透入味，出锅入碟即可。

【用法】佐餐食用。

【功效】补虚开胃，健脾宽中，下利大肠，益气养血，健身宁心，润燥消水。适用于胃病患者。

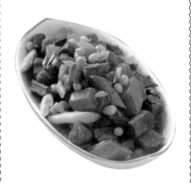

香菇炒菜花

【原料】菜花 300 克，香菇 50 克，姜末、葱花、花生油、鸡汤、酱油、湿淀粉、食盐、白砂糖、香油各适量。

【制法】香菇用开水泡开，洗净切片；菜花掰成小朵洗净。起油锅，下姜末炝锅，加入适量鸡汤、酱油、白砂糖、食盐、菜花、香菇，烧至汤沸后撇去浮沫。烧至入味，汁待尽时用湿淀粉勾稀芡，再淋入香油，撒葱花搅匀即成。

【用法】佐餐食用。

【功效】益气健胃，补虚强身。适用于胃病、消化不良、食欲减退等患者。

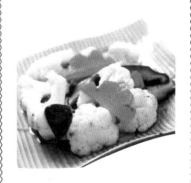

洋葱炒山药

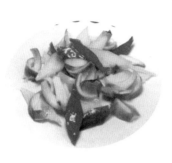

【原料】洋葱 100 克，山药 250 克，青、红辣椒、食盐、鲜汤、香油、食用植物油各适量。

【制法】山药去皮，洗净，切成薄片。洋葱去表皮切片。青、红辣椒切菱形。锅上火倒入油烧热，下洋葱、山药、青、红辣椒大火速炒，溜入少许鲜汤，加入食盐炒入味，淋入香油，即可起锅装盘。

【用法】佐餐食用。

【功效】健脾和胃，固肾益精。适用于慢性胃炎、慢性支气管炎、糖尿病、高脂血症、高血压、冠心病、动脉硬化等患者。

金汤木瓜船

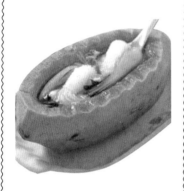

【原料】木瓜 300 克，鸡肉、魔芋丝各 100 克，蟹味菇 50 克，青菜、姜片、葱段、食用植物油、食盐、胡椒粉各适量。

【制法】将木瓜在 1/4 处切开，去籽；鸡肉切成片；蟹味菇切去根部。在锅内加水，煮沸，放入木瓜略烫，捞起。另起锅加入水，放入鸡肉、蟹味菇、魔芋丝、姜片、葱段，调入味料，至将熟时，加入青菜，略滚，出锅即可。

【用法】佐餐食用。

【功效】帮助消化，防治便秘，通乳。适用于胃病患者。

香炒蛋花

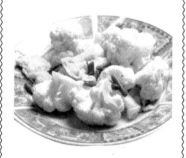

【原料】菜花 250 克，鸡蛋 2 个，植物油、黄酒、鲜汤、白砂糖、食盐、葱花、酱油各适量。

【制法】菜花掰成小朵，洗净，入沸水锅中焯熟，捞起控干水；鸡蛋磕入碗中，加食盐、黄酒、少许酱油搅匀。炒锅上火，放油烧热，下鸡蛋液炒至凝固，捞出待用。另起油锅烧热，下入菜花，加入鸡蛋、白砂糖、鲜汤，烧沸片刻，收汁，撒葱花即成。

【用法】佐餐食用。

【功效】解热除烦，通利肠胃，养胃生津。适用于胃溃疡、食欲减退、消化不良等患者。

洋葱炒辣椒

【原料】洋葱 150 克，嫩辣椒 100 克，食盐、鲜汤、香油、食用植物油各适量。

【制法】洋葱去表皮，冲洗干净，切成片弄散。辣椒洗净，去籽，切成菱形片或丝。锅上火倒入油烧热，下洋葱、辣椒大火速炒，溜入少许鲜汤，加入食盐炒入味，淋入香油，即可起锅装盘。

【用法】佐餐食用。

【功效】健脾开胃，降糖降脂，温中散寒，镇静抗炎，抗癌防癌。适用于胃病、消化不良、高脂血症、动脉硬化等患者。

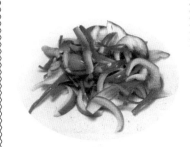

木瓜焖猪蹄

【原料】鲜木瓜 250 克，猪蹄 200 克，香菇、姜、青蒜、食盐、糖、料酒、水淀粉、清汤、食用植物油各适量。

【制法】将木瓜去籽切块，猪蹄砍块，香菇切片，姜切片，青蒜切斜段。往锅内加水烧开，下料酒、猪蹄，用中火煮 20 分钟至八成熟时倒出。另起烧锅下食用植物油，放入姜片、香菇、猪蹄、木瓜块、青蒜段，加入适量清汤，用中火烧几分钟，调入食盐、糖，烧至入味，用水淀粉勾芡，淋入香油即可。

【用法】佐餐食用。

【功效】有效改善机体生理功能和皮肤组织细胞的储水功能，防止皮肤过早褶皱，延缓皮肤衰老。适用于胃病患者。

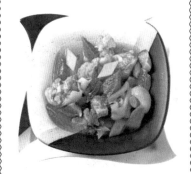

珍珠菜花

【原料】菜花 400 克，玉米粒（鲜）100 克，植物油、鲜汤、湿淀粉、食盐、葱姜汁、花椒水各适量。

【制法】把菜花掰成小朵洗净，用开水烫至六成熟，投凉水中过凉，捞出控净水。起油锅，加热至五成热时，放入菜花炒几下。放食盐和玉米粒、少许鲜汤、葱姜汁、花椒水，待汤汁沸，用湿淀粉勾芡，颠翻几下即可装盘。

【用法】佐餐食用。

【功效】强身壮骨，健脾养胃，清肺润喉。适用于胃病患者。

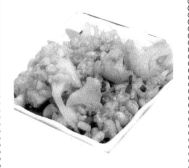

茄子塞肉

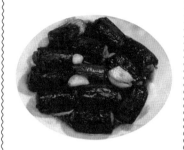

【原料】长茄子 400 克，猪瘦肉适量，香菇末 50 克，鸡蛋 1 个，葱、姜、蒜、食盐、白糖、料酒、酱油、素鲜汤、水淀粉、食用植物油各适量。

【制法】茄子去蒂切成约 5 厘米长的段，掏空中心。猪瘦肉剁肉末，加香菇、鸡蛋、葱姜末、料酒、食盐、水淀粉搅拌上劲，塞入茄子中。茄子放入蒸锅蒸至断生。锅上火倒入油烧热，下茄子略煸炒，加入酱油、白糖、素鲜汤和少许食盐，待茄子烧至熟烂，加入蒜泥。

【用法】佐餐食用。

【功效】健胃，降脂。适用于慢性胃炎、高脂血症、动脉硬化等患者。

椰子肉雪耳煲老鸽

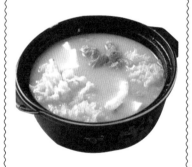

【原料】椰子肉、雪耳各 200 克，老鸡、脊骨各 100 克，姜、食盐各适量。

【制法】将老鸡斩件洗净，脊骨斩件，雪耳洗净。沙煲烧水，待水沸时放入老鸡、脊骨，煮尽血水后捞出冲净。往砂锅加入老鸡、脊骨、椰子肉、雪耳、姜，再加入水，煲 2 小时后调入食盐即可。

【用法】佐餐食用。

【功效】润肺滋阴，清热活血，补脑强心，降血压，健脾。适用于胃病患者。

海米葱烧菜花

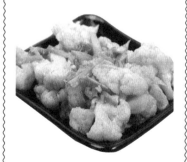

【原料】菜花 250 克，海米 30 克，葱白 100 克，鲜汤、湿淀粉、植物油、大蒜片、姜汁、食盐各适量。

【制法】菜花掰小朵洗净，葱白洗净切段。起油锅，加热至五成热，放入菜花、葱段、海米余炸断生捞出控油。另起油锅加热，放蒜片、鲜汤、姜汁、食盐，待汤沸时用湿淀粉勾芡，放入菜花、海米及葱段，颠翻挂芡，淋明油出锅装盘。

【用法】佐餐食用。

【功效】温中开胃，降低血压。适用于脾胃不健及食欲减退等患者。

葱爆牛肉丝

【原料】牛里脊肉 350 克，葱 75 克，食盐、白糖、酱油、料酒、鲜汤、淀粉、食用植物油各适量。

【制法】牛里脊肉切成丝，加入料酒、食盐、糖调味，加淀粉拌匀上浆。锅上火倒油烧热，下牛肉丝大火速炒至断生盛出。锅继续上火倒入油烧热，投入葱煸出香味，再下牛肉略炒，烹入料酒、酱油，加入食盐、白糖和少许鲜汤翻炒均匀，出锅装盘即成。

【用法】佐餐食用。

【功效】健胃补气，驱风寒，降脂。适用于胃病、风寒感冒、时疾头痛、高脂血症等患者。

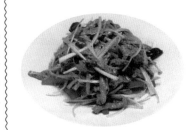

雪耳炖樱桃

【原料】樱桃 80 克，雪耳 100 克，桂花、冰糖各适量。

【制法】将雪耳浸透，去蒂，洗干净，切碎；樱桃、桂花洗净切好。在炖盅内放入雪耳、樱桃，加入适量清水，用小火炖 1 小时。最后放入桂花，调入冰糖调味即可。

【用法】佐餐食用。

【功效】化痰，止咳，平喘。适用于胃病、口臭、牙痛、慢性支气管炎等患者。

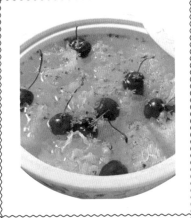

三色健康拌

【原料】胡萝卜 1 个，小黄瓜 1 条，去皮土豆 1 个，鸡蛋 2 个，醋、食盐、色拉酱各适量。

【制法】小黄瓜、胡萝卜、土豆分别洗净，切丁，放在沸水中煮熟，捞出。待凉后，将黄瓜加醋、食盐腌拌 10 分钟；鸡蛋煮熟，挖出蛋黄，磨成泥状，蛋白切丁备用。把所有食材放碗中，拌匀，淋上色拉酱即可。

【用法】佐餐食用。

【功效】温中开胃，健脾消食，润肠通便。适用于胃病、食欲减退等患者。

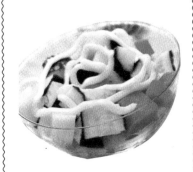

葡萄干焖鸡块

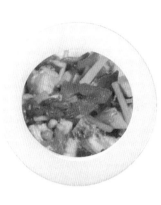

【原料】鸡肉 750 克，葡萄干 80 克，番茄 100 克，土豆 500 克。青椒、鲜豌豆、芹菜、葱头、大蒜、食盐、料酒、胡椒粉、醋、鸡汤、食用植物油。

【制法】鸡肉切成大块，放碗内加食盐、料酒、胡椒粉腌渍。番茄、土豆、青椒切块。葱头切丁。大蒜切末。芹菜切段待用。锅上火放油烧热，投入蒜、葱煸香，放入鸡块煸至淡黄色，加入番茄、芹菜炒透，倒入鸡汤，大火烧沸，撇去浮沫，改小火焖至七成熟时，加入葡萄干、马铃薯、青椒、豌豆炒匀，继续用小火焖熟后，加入食盐、胡椒粉、醋即可。

【用法】佐餐食用。

【功效】补虚暖胃，活血调经。适用于胃病、高脂血症等患者。

彩色仁丁

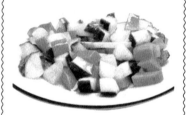

【原料】胡萝卜 1 个，小黄瓜 1 条，虾仁 250 克，植物油、食盐、料酒、淀粉、香油、姜片、葱段各适量。

【制法】小黄瓜洗净，切丁；胡萝卜去皮洗净，切丁备用。虾仁洗净，擦干水，用食盐、料酒、淀粉抓拌均匀，腌制 7～8 分钟。起油锅，放入虾仁、姜片翻炒至九成熟，再放入黄瓜丁、胡萝卜丁，加食盐、葱段，淋香油炒匀即可。

【用法】佐餐食用。

【功效】温中开胃，健脾消食，润肠通便。适用于胃病、食欲减退等患者。

胡萝卜苦瓜条

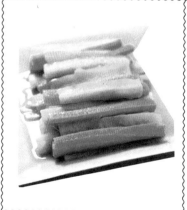

【原料】胡萝卜 100 克，苦瓜 400 克，食盐、白砂糖、蜂蜜、果汁各适量。

【制法】苦瓜除去瓜瓤，洗净切成小条；胡萝卜洗净去皮，切成小条。锅内放清水烧沸，放入苦瓜条煮约 2 分钟，加入胡萝卜条，沸后一起捞出过凉，控干水，加上食盐和白砂糖调拌均匀。用凉开水将蜂蜜、果汁调稀，淋在调好味的苦瓜和胡萝卜上面即可。

【用法】佐餐食用。

【功效】清热祛暑，温中开胃，补肾健脾，滋肝明目。适用于胃病、消化道功能紊乱等患者。

洋葱烧鸡腿

【原料】鸡腿 2 只，洋葱 100 克。料酒、花椒、食盐、番茄酱、鲜汤、食用植物油。

【制法】鸡腿肉洗净，加入料酒、花椒、食盐腌渍入味，上笼蒸至断生，然后下油锅中，用小火炸至外表呈金黄色。洋葱去皮，洗净，切成片待用。锅上火添加适量鲜汤，放入鸡腿、洋葱，加入番茄酱、少许食盐大火烧开，转小火烧至鸡腿肉熟透即可。

【用法】佐餐食用。

【功效】和胃，利足，降糖，降脂。适用于胃病、糖尿病伴高脂血症或伴胃轻瘫等患者。

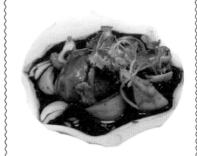

奶香酿芒果

【原料】芒果 100 克，鲜奶 50 毫升，红枣、枸杞子、马蹄、荷兰豆粒、食盐、糖、水淀粉各适量。

【制法】将芒果一切两半，去核、肉切粒，皮留用，马蹄切粒。往锅内加水煮沸，投入芒果皮烫片刻，捞起，抹干水分。在碗内加入芒果肉粒、荷兰豆粒、红枣、枸杞子、马蹄粒、鲜奶、食盐、糖、水淀粉，拌匀成馅，酿入芒果皮内，入蒸柜蒸 4 分钟即可。

【用法】佐餐食用。

【功效】健脾和胃。适用于胃肠病患者。

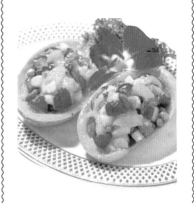

胡萝卜炒桃仁

【原料】胡萝卜 150 克，莴笋 300 克，净核桃仁 50 克，植物油、蒜蓉、食盐、香油各适量。

【制法】将莴笋去皮洗净，切成片；胡萝卜去皮切成片。锅内放油烧沸，投入核桃仁炸一下，捞出控油。烧锅下油，下蒜蓉爆香，投入莴笋片、胡萝卜片，翻炒至熟，加入食盐、香油，最后加入核桃仁炒匀即可。

【用法】佐餐食用。

【功效】强腰润肠，健胃润燥，行气活血。适用于胃病患者。

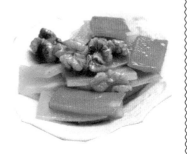

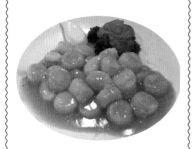

橙汁豆腐

【原料】橙子200克，豆腐450克，猪肉50克，料酒、食盐、姜、葱、淀粉、糖、香菜、食用植物油各适量。

【制法】豆腐切成方形小块，挖去中心，撒入少许淀粉；橙子挤汁；姜切末；葱切末；猪肉切末；香菜切成小段。猪肉末中放姜末、葱末、食盐、料酒拌匀，塞入豆腐中；炒锅中倒入食用植物油烧热，将豆腐口朝上码在锅内，小火煎熟，取出装盘。将橙汁加少量清水倒入油锅中煮沸，加入水淀粉拌匀，加糖搅拌至融化，起锅将汁浇在豆腐上，撒香菜段即可。

【用法】佐餐食用。

【功效】和中开胃。适用于胃病患者。

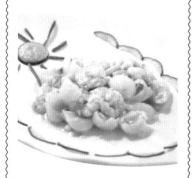

荔枝虾仁

【原料】荔枝250克，鲜虾200克，葱末、姜末、食用植物油、熟鸡油、清汤、食盐、料酒、淀粉、醋、鸡蛋清各适量。

【制法】将鲜虾处理干净，加食盐和料酒腌渍10分钟，加鸡蛋清和淀粉拌匀上浆；将荔枝切小块，加上葱末、姜末、食盐、料酒、醋、清汤和淀粉兑成味汁。在锅内放入食用植物油烧至四成热，入虾仁滑散至熟，捞出沥油。净锅置大火上烧热，入兑好味的荔枝肉翻炒片刻，加熟虾仁炒匀，淋上熟鸡油即可。

【用法】佐餐食用。

【功效】保护心血管系统，减少血液中胆固醇含量，防治动脉硬化，扩张冠状动脉。适用于胃肠病、高血压、心肌梗死等患者。

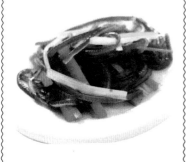

胡萝卜三色拌

【原料】胡萝卜125克，海带350克，冬笋25克，葱丝、食盐、醋、香油各适量。

【制法】将海带、冬笋、胡萝卜，分别洗净切丝，入沸水中焯熟捞出，晾凉。海带放碗里，加上冬笋丝、胡萝卜丝、食盐、醋拌匀。起油锅，放入葱丝煸出香味，出锅趁热浇在加工好的菜上面，再浇上香油调拌均匀即可。

【用法】佐餐食用。

【功效】润胃肠燥，消痰软坚，泄热利水，止咳平喘。适用于胃病患者。

陈皮牛肉炒豆角

【原料】陈皮10克，豆角180克，牛肉200克，姜片、蒜末、葱段少许，食盐3克，料酒3毫升，生抽4毫升，水淀粉、食用植物油各适量。

【制法】豆角切段，焯熟沥干；红椒、陈皮切丝、牛肉切丝，放陈皮丝和所有调料腌渍10分钟。热油锅炒香葱段、姜片、蒜末，倒入牛肉丝、所有食材和所有调味料，炒熟勾芡即可。

【用法】佐餐食用。

【功效】健脾和胃，补肾止带。适用于胃病患者。

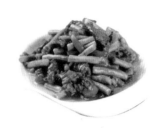

燕窝炖荔枝

【原料】鲜荔枝肉250克，燕窝25克，冰糖适量。

【制法】将燕窝、冰糖先炖1~2.5小时。加入荔枝肉再炖半小时即可。

【用法】佐餐食用。

【功效】补脾益血，壮阳益气，养阴，润燥，养颜，延缓衰老，清虚热，治虚损。适用于咯血吐血、久咳痰喘、脾虚泄泻、阳虚腹泻、阴虚发热等导致的津液脱失等患者。

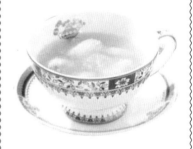

虾仁胡萝卜

【原料】胡萝卜100克，鲜虾仁80克，西芹30克，蒜蓉、姜末、食盐、花生油、料酒、上汤、湿淀粉各适量。

【制法】西芹、胡萝卜洗净，均切成丁；鲜虾仁洗净沥水。烧锅下油烧至六成热，把鲜虾仁放入泡油至熟，接着将胡萝卜丁、西芹丁一起放入，略泡油即可一起捞出。另起油锅，下姜末、蒜蓉爆香，放入西芹丁、胡萝卜丁、虾仁、料酒、上汤略炒，加食盐调味，用湿淀粉勾芡，炒匀即可。

【用法】佐餐食用。

【功效】健脾消食，温中开胃，润肠通便。适用于胃病、食欲减退等患者。

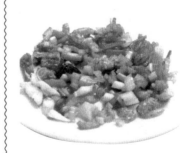

蚬子炒韭菜

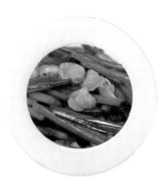

【原料】蚬子肉 150 克，韭菜 250 克，红椒丝 5 克，生姜末、葱末、食盐、料酒、酱油、胡椒粉、食用植物油各适量。

【制法】蚬子肉洗净，沥水。韭菜切成 3~4 厘米长的段待用。锅上火，放油烧热，投生姜、葱末煸香，下蚬子肉煸炒，烹入料酒、酱油，烧沸，撒胡椒粉，起锅装碗中。锅复上火，放油烧热，倒入韭菜速炒，放蚬子肉、红椒丝继续煸炒，加入调味料，炒匀，起锅装盘即可。

【用法】佐餐食用。

【功效】益肝健胃，行气理血。适用于胃病患者。

香蕉薯泥

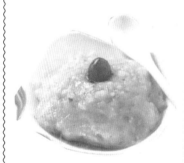

【原料】香蕉、土豆各 200 克，面粉、蜂蜜各 50 克，食用植物油适量。

【制法】将土豆去皮切块，上笼蒸熟，捣压成泥；香蕉去皮，压泥。将土豆泥和香蕉泥调匀，拌入面粉，匀成饼状。将锅内倒入食用植物油烧热，放入香蕉土豆饼稍炸，捞出装盘。锅内留油，倒入蜂蜜稍炒，再将炒过的蜂蜜淋于香蕉土豆饼表面即可。

【用法】佐餐食用。

【功效】抑制血压的升高，抑制细菌、真菌，消炎解毒。适用于胃肠病患者。

洋葱炒蚬子

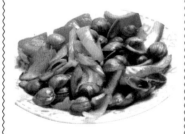

【原料】洋葱 100 克，蚬子 500 克，油、清汤、湿淀粉、酱油、食盐、料酒、白砂糖、香油各适量。

【制法】把蚬子刷洗干净，放入沸水锅内烫至外壳张开，捞出；洋葱、尖椒洗净，均切成菱形块。起油锅烧热，放入清汤、酱油、食盐、料酒、白砂糖、洋葱烧沸，倒入蚬子。焖约 5 分钟后，用湿淀粉勾芡，淋上香油，出锅即成。

【用法】佐餐食用。

【功效】理气和胃，清热利湿。适用于胃病患者。

滑炒牛肉

【原料】嫩牛肉 300 克，嫩姜 150 克，料酒、酱油、食盐、白砂糖、水淀粉、花生油、胡椒粉各适量。

【制法】姜洗净切丝；牛肉切薄片，加入酱油、胡椒粉、水淀粉、料酒、花生油和少许清水，腌 1 小时。炒锅上火，加油烧至六成热，放牛肉片，拌炒，待牛肉变色，倒出沥油。锅内留油上火，放白砂糖、酱油、精盐、清水少许，烧沸后用水淀粉勾芡，放入牛肉片、姜丝拌匀即可。

【用法】佐餐食用。

【功效】补脾胃，强筋骨，消水肿。适用于慢性胃病患者。

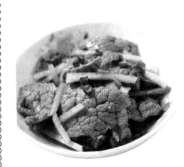

香蕉百合炖雪耳

【原料】香蕉、水发雪耳各 100 克，百合、冰糖各 50 克，枸杞子适量。

【制法】将水发雪耳切成小朵，百合洗净，香蕉去皮切成块，枸杞子洗净。取炖盅一个，加入水发雪耳、百合、香蕉、枸杞子，加入适量清水。加入冰糖，加盖，入蒸锅隔水炖约 50 分钟即可。

【用法】佐餐食用。

【功效】助胃肠蠕动，减少脂肪吸收，防止钙的流失。适用于胃炎、大便秘结、阴虚火旺、老年慢性支气管炎、肺源性心脏病、免疫力低下、体质虚弱、内火旺盛、虚痨、癌症、肺热咳嗽、肺燥干咳等患者。

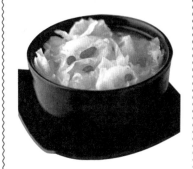

滑蛋洋葱

【原料】洋葱 1 个，鸡蛋 3 个，三文治火腿 50 克，植物油、食盐、酱油、香油各适量。

【制法】鸡蛋磕在碗里，加入食盐打匀；洋葱去皮、洗净，切成片；三文治火腿切片。起油锅，下洋葱片、火腿片炒片刻，铲出。热油，鸡蛋倒入炒熟，洋葱片、火腿片回锅一起翻炒均匀，倒入适量酱油、香油即可。

【用法】佐餐食用。

【功效】开胃益中，健脾活血，护肝明目。适用于胃病、高脂血症、高血压、冠心病等患者。

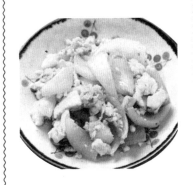

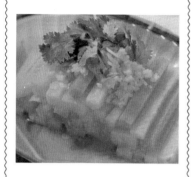

姜汁甘薯条

【原料】甘薯250克。胡萝卜20克，香菜、姜、食用植物油、食盐、糖各适量。

【制法】将甘薯去皮，切粗条；将姜捣成汁；胡萝卜切成与甘薯条大小相同的条。烧锅下水，待水沸时，投入甘薯条、胡萝卜条，用中火煮至熟透，捞起码入深碗内。将榨好的姜汁调入食盐、糖、食用植物油，入微波炉加热，取出，淋在码好的甘薯上，撒上香菜即可。

【用法】佐餐食用。

【功效】健脾胃，强肾阴，补虚乏，益气力。适用于胃病患者。

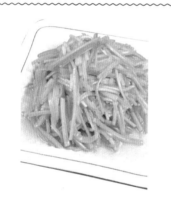

脆炒南瓜丝

【原料】嫩南瓜400克，食盐、食用植物油、香油、青椒各适量。

【制法】将嫩南瓜去皮，洗净，切丝；青椒洗净，切丝。将锅置火上，入食用植物油烧热，下入南瓜丝、青椒丝快速翻炒3分钟。调入食盐、香油炒匀，起锅盛入盘中即可。

【用法】佐餐食用。

【功效】帮助肝、肾功能的恢复，增强肝、肾细胞的再生能力。适用于胃肠病患者。

洋葱炒牛肉

【原料】牛肉500克，洋葱75克，大葱15克，花生油、蚝油、鲜汤、白砂糖、淀粉、食盐、酱油、料酒、水淀粉各适量。

【制法】将牛肉切成薄片；洋葱洗净切块；大葱洗净，切成小粒。将牛肉片加入料酒、食盐、淀粉和少许花生油拌匀，腌制20分钟；起油锅，放入牛肉片滑开，再倒入洋葱块煸炒一下，一起捞出控净油。起油锅，下葱粒和蚝油煸炒片刻，加酱油、料酒、白砂糖、鲜汤烧沸，倒入牛肉片和洋葱块炒匀，收浓汁，用水淀粉勾芡即成。

【用法】佐餐食用。

【功效】开胃益中，预防胃癌，舒缓神经。适用于胃虚、高血压、高脂血症等患者。

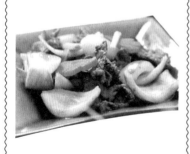

鲜虾炒韭菜

【原料】鲜虾 150 克，韭菜 250 克，核桃仁 50 克，料酒、食盐、胡椒粉、食用植物油各适量。

【制法】虾剪去触须、足等，洗净。韭菜拣择洗净，切成 3 厘米左右的段。锅上火，放油烧热，倒入核桃仁焐热，捞出。锅复上火，留底油烧热，下河虾煸炒，烹入料酒，倒入韭菜迅速翻炒，加入调味料炒匀，再放入核桃仁翻匀，起锅装盘，撒上胡椒粉即可。

【用法】佐餐食用。

【功效】益肝健胃，行气理血。适用于胃病、高脂血症等患者。

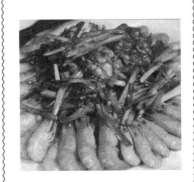

咸蛋黄炒南瓜

【原料】南瓜 500 克，咸鸭蛋黄 200 克，食用植物油、食盐、葱段、料酒各适量。

【制法】将咸鸭蛋黄和料酒放入小碗中，入蒸锅隔水大火蒸 8 分钟，取出碾散呈细糊状；南瓜去皮，挖去南瓜籽，切薄片。锅内烧热食用植物油，爆香葱段，入南瓜煸炒约 2 分钟至南瓜熟。入蒸好的咸鸭蛋黄，加食盐，翻炒均匀即可。

【用法】佐餐食用。

【功效】有利于增进和维持大脑功能，增进人的食欲。适用于胃肠病患者。

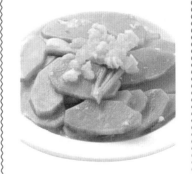

香干炒洋葱

【原料】洋葱 200 克，香干 250 克，猪瘦肉 100 克，色拉油、花椒油、菱粉、食盐、酱油、醋、鲜汤各适量。

【制法】将香干切丝，投入沸水中煮透，捞出，沥净水；将洋葱洗净，切丝；猪瘦肉切丝。起油锅，油热后投入香干丝煸炒几下，添入鲜汤，改用慢火稍煮片刻；再调至旺火，投入肉丝、洋葱丝，加入酱油、食盐翻炒。炒至肉、洋葱熟后，烹入醋，用菱粉勾芡，淋花椒油即可。

【用法】佐餐食用。

【功效】润肠，理气和胃，健脾消食。适用于胃虚患者。

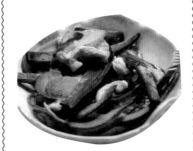

清蒸头尾

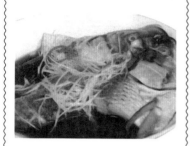

【原料】草鱼头、尾各1个，葱丝5克，姜丝8克，蒜丝2克，食盐、料酒、豉油皇汁、胡椒粉、食用植物油各适量。

【制法】草鱼头、尾均一剖为二，洗净，加料酒、食盐，腌渍片刻。腌好的鱼头、尾装盘上笼蒸10分钟左右取出，浇上豉油皇汁，撒上姜丝、葱丝、蒜丝、胡椒粉，浇上热油即可。

【用法】佐餐食用。

【功效】暖脾胃，补气血。适用于胃病，高脂血症等患者。

莴笋炒山药

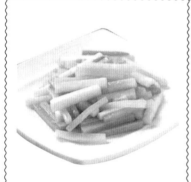

【原料】山药、莴笋各250克，胡萝卜50克，食盐、胡椒粉、醋、食用植物油各适量。

【制法】将山药、莴笋、胡萝卜分别洗净，去皮，切长条，余水。锅内入食用植物油烧热，放入山药、莴笋、胡萝卜，加食盐、胡椒粉、醋调味翻炒即可。

【用法】佐餐食用。

【功效】养胃，滋润，益肺气，养肺阴，降低血糖。适用于胃病、肺虚久咳、糖尿病等患者。

洋葱炒肉

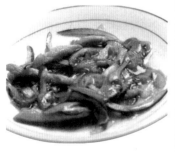

【原料】洋葱200克，猪瘦肉150克，花生油、食盐、姜末、黄酒、酱油、湿淀粉各适量。

【制法】洋葱去老皮，洗净，切成丝；猪肉切丝，加食盐、湿莲粉、黄酒、酱油拌匀腌制10分钟。炒锅烧热，加入花生油后，立刻倒入肉丝翻炒过油，待肉丝一变色即铲起，余油留在锅中。大火烧热余油，加入姜末和食盐，倒入洋葱丝，大火翻炒片刻，肉丝回锅炒匀，加入食盐炒匀即可。

【用法】佐餐食用。

【功效】润肠胃，生精液，健脾消食。适用于胃病患者。

大白菜梗炒鱼松

【原料】大白菜梗 250 克，草鱼松 150 克，白果 50 克，食盐、干贝素、糖、醋、食用植物油、蒜蓉、水淀粉各适量。

【制法】白果去皮、焯水至熟；白菜梗切段；草鱼松切块。锅内下食用植物油烧热，放蒜蓉爆香，下大白菜梗快炒。加入草鱼松、白果翻炒至熟，加入食盐、干贝素、糖、醋调味，水淀粉勾芡。

【用法】佐餐食用。

【功效】通利肠胃，清热除烦，解渴利尿。适用于胃病、高脂血症等患者。

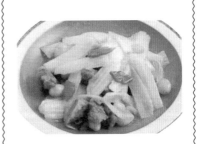

粉蒸胡萝卜丝

【原料】胡萝卜 500 克，玉米面粉、食盐、葱、蒜、香菜、干辣椒、食用植物油各适量。

【制法】将胡萝卜去皮切丝，葱、蒜切末，香菜、干辣椒切段。将玉米面粉拌入胡萝卜丝中，加水，使每根胡萝卜丝表面均匀地蘸上一层玉米面粉，加食盐拌匀，入盘子中，上蒸笼，用中火蒸 10 分钟取出。在蒸好的胡萝卜丝上放入香菜段、葱末、蒜末、干辣椒段，用热油浇在上面拌匀即可。

【用法】佐餐食用。

【功效】和胃调中，开胃醒脾。适用于胃病患者。

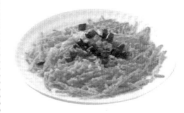

莴笋拌番茄

【原料】番茄 2 个，莴笋 250 克，青蒜 2 根，柠檬汁、白砂糖、食盐、香油各适量。

【制法】莴笋去叶、削皮，切片后用开水焯一下；番茄去皮，切块；青蒜洗净切末。将柠檬汁、白砂糖、凉开水、食盐和少许香油放入大瓷碗内搅匀。再放莴笋片、番茄块、青蒜末拌匀，入冰箱贮存，随吃随取。

【用法】佐餐食用。

【功效】生津止渴，健胃消食，清热解毒。适用于胃病、热病烦渴、胃热口渴、阴虚血热等患者。

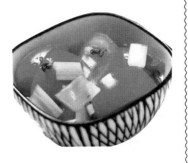

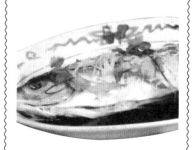

葱油鲢鱼

【原料】活鲢鱼1条（约重750克），葱丝、姜丝、香菜、食盐、料酒、蒸鱼汁、葱油、胡椒粉各适量。

【制法】鲢鱼处理后洗净，在鱼身上剞上柳叶花刀，用料酒、食盐腌渍一下。锅上火，放入清水烧沸，放入鲢鱼烧沸，离火焖15分钟，捞出摆盘中，上放葱丝、姜丝，撒胡椒粉，倒入蒸鱼汁，浇上热葱油，再放香菜点缀即可。

【用法】佐餐食用。

【功效】暖胃，泽肤，温中益气。适用于胃病、高脂血症等患者。

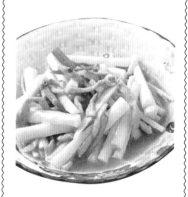

炒桂竹笋

【原料】桂竹笋250克，猪肉20克，葱、蒜、食用植物油、酱油、香油各适量。

【制法】将桂竹笋剥开后切长条，猪肉切丝，辣椒切条。将葱切粒，蒜切末。油锅烧热后，先将葱粒、蒜末爆香，入桂竹笋、肉丝、辣椒拌炒，用酱油、香油炒匀，盛盘即可。

【用法】佐餐食用。

【功效】增加饭量，增强体力，改善怕冷、冻伤、血管性头痛，加速新陈代谢，促进激素分泌，保健皮肤，延缓衰老，保护血管，润肠通便，减轻烟酒毒害，保护嗓子。适用于胃病、口腔溃疡、牙周炎、牙龈出血、咽喉发炎等患者。

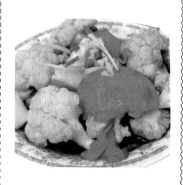

番茄烧菜花

【原料】番茄200克，菜花300克，花生油、葱花、姜末、食盐各适量。

【制法】番茄洗净，切块。菜花掰小朵洗净，入沸水中焯透，捞出沥水。锅内加花生油烧热，下姜末炒香，下番茄炒至糊状，放入菜花炒匀，加食盐调味，撒葱花即可。

【用法】佐餐食用。

【功效】清热益肾，健胃养胃，清热解毒。适用于胃病患者。

茼蒿炒蒜头

【原料】茼蒿 200 克，蒜头 50 克，食盐、白糖、食用植物油各适量。

【制法】茼蒿摘洗干净，沥水待用。蒜头用刀稍拍。锅上火倒入油烧热，投入蒜瓣煸炒片刻，下茼蒿大火速炒，加入少许食盐、白糖，炒至菜断生，出锅装盘即成。

【用法】佐餐食用。

【功效】理气和胃，降压祛脂。适用于胃病，胃功能性消化不良、高血压、高脂血症、脂肪肝等患者。

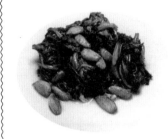

竹笋蒸鸡条

【原料】竹笋 250 克，鸡肉 200 克，葱、料酒、姜、糖、食盐、食用植物油各适量。

【制法】将竹笋剥去外壳洗净，放入开水内煮 10 分钟，漂入清水中 1 小时，切成条状。将鸡肉切成条，姜洗净拍破，葱切小段。锅中倒入食用植物油烧热，放入竹笋条，加姜、葱、糖、食盐、料酒炒匀。锅中加入鸡条，一起入蒸笼蒸熟。

【用法】佐餐食用。

【功效】增进食欲。适用于胃病患者。

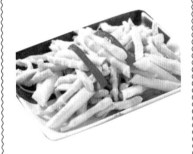

番茄烧冬瓜

【原料】番茄 100 克，冬瓜 300 克，豆腐皮、芹菜各 25 克，食盐、料酒、胡椒粉、大葱、蛋清、淀粉、香油、清水、食用植物油各适量。

【制法】将豆腐皮烫软，撒入食盐、胡椒粉，放入蛋清与淀粉调好的浆，卷起来，放到锅中蒸熟，取出晾凉后切丁。将冬瓜洗净切片；大葱洗净切丝；芹菜、番茄洗净切丁。起油锅，倒入葱丝、冬瓜炒匀，加料酒、食盐、清水、胡椒粉、芹菜丁、番茄丁烧 10 分钟，加入豆腐皮丁，大火收汁，淋入香油即可。

【用法】佐餐食用。

【功效】健胃养胃，清热解毒，利水消痰，除烦止渴。适用于胃病患者。

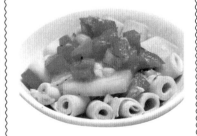

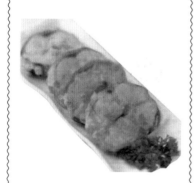

蜜汁煎鲑鱼

【原料】鲑鱼 200 克，食用植物油、柠檬汁、蜂蜜、淀粉、胡椒粉、食盐各适量。

【制法】将鲑鱼洗净，控干水分，用食盐、胡椒粉腌 15 分钟。锅内放食用植物油，将腌好的鱼肉蘸少许淀粉，下锅煎至表面微黄。将蜂蜜、柠檬汁拌匀，分两次加入锅中，用小火煮至汁液收浓即可。

【用法】佐餐食用。

【功效】暖胃和中，健脾胃，补虚劳。适用于胃病、消化不良、高脂血症、消瘦、水肿等患者。

番茄黄焖牛肉

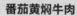

【原料】番茄 300 克，牛肉 200 克，食用植物油、八角、茴香、葱、面酱、姜末、糖、水淀粉、清水、食盐各适量。

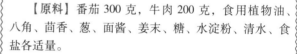

【制法】将牛肉切片；番茄洗净，去蒂切块；葱洗净切段。起锅烧热食用植物油，下八角、茴香炸至枣红色捞出，再下葱段、姜末炝锅，炒面酱。加清水、食盐，放入牛肉焖至熟透。放入番茄、糖稍煨，用水淀粉勾芡，炒匀出锅即可。

【用法】佐餐食用。

【功效】补血，养血，增进食欲，降低胆固醇，加快新陈代谢。适用于胃肠病患者。

滑烧茄子

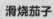

【原料】茄子 500 克，肉末 100 克，植物油、葱、姜、食盐、酱油、料酒各适量。

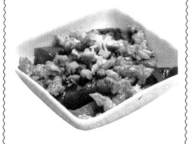

【制法】将茄子洗净去蒂，切成滚刀块；葱、姜切末待用。锅烧热，放入少许油，放入肉末煸炒至变色，盛起。另起油锅烧热，放入茄子，炒至茄子变软时放入肉末、酱油、姜末、料酒、食盐和少量水稍焖，撒葱花即可出锅。

【用法】佐餐食用。

【功效】暖胃和中，清热止血，消肿镇痛。适用于胃溃疡患者。

玉米花菜

【原料】花菜 300 克，罐头玉米粒 100 克，姜、蒜末、食盐、白糖、清水、水淀粉、食用植物油各适量。

【制法】花菜掰成小朵，入沸水中焯透，捞入冷水中过凉，沥水待用。锅上火倒入油烧热，投入姜、蒜末煸香，下花菜、玉米粒，加入食盐、白糖炒匀，添加少量清水，烧沸后，用水淀粉勾芡，淋油，起锅装盘即成。

【用法】佐餐食用。

【功效】健脾开胃，益肺宁心。适用于胃病、高脂血症、心血管疾病、肥胖症、脂肪肝等患者。

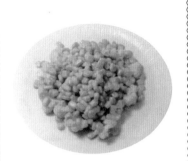

番茄肉片炒鸡蛋

【原料】番茄 300 克，鸡蛋、猪瘦肉各 50 克，枸杞子、葱花、姜末、料酒、食盐、食用植物油、水淀粉、香油各适量。

【制法】将番茄切成薄橘片状；鸡蛋磕入碗中搅拌，加入洗净的猪瘦肉片拌匀；枸杞子用温开水浸泡片刻。炒锅置火上，加食用植物油烧至六成热，加葱花、姜末煸炒出香，投入猪瘦肉片、鸡蛋糊急火翻炒，烹入料酒，加番茄片及清水适量，并加入枸杞子，搅匀后用中火煨煮 10 分钟，加食盐。用水淀粉勾薄芡，淋入香油即可。

【用法】佐餐食用。

【功效】减少心脏病的发作，抗衰老，使皮肤保持白皙。适用于胃肠病患者。

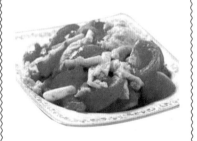

鸡松酱拌茄子

【原料】茄子 300 克，鸡肉 50 克，豆酱 2 大匙，植物油、咖喱、食盐、葱花、姜蓉、蒜泥各适量。

【制法】茄子洗净，蒸熟取出，撕成条，排放在盘中；鸡肉切末备用。炒锅加油，烧至七成热，下入拌匀的姜蓉、蒜泥、鸡肉末、豆酱、少许咖喱和食盐，炒制成酱，加葱花拌匀。将炒好的"鸡松酱"浇在茄子上即可。

【用法】佐餐食用。

【功效】滋阴清热，补肝益肾，健脾止泻。适用于脾胃不健、肝肾不足、体虚血亏等患者。

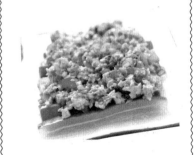

青瓜牛柳

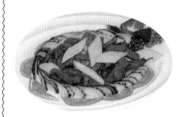

【原料】牛里脊肉 200 克，青瓜 150 克，鸡蛋清 1 个，葱、姜汁、食盐、料酒、酱油、胡椒粉、海鲜酱、水淀粉、食用植物油各适量。

【制法】黄瓜切片。牛里脊肉切条，加葱姜汁、料酒、食盐、胡椒粉、海鲜酱拌匀腌约 20 分钟，加蛋清、淀粉上浆。锅上火倒油至 5 成热时，倒浆好的牛肉划油至熟，倒漏勺沥油。锅中留少许底油，投黄瓜条煸炒，倒牛肉，加调味料炒匀，起锅装盘即成。

【用法】佐餐食用。

【功效】滋养脾胃，补中益气。适用于胃病、肥胖症、高血压、高脂血症、水肿、糖尿病等患者。

麻酱菠菜

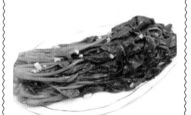

【原料】菠菜 500 克，麻酱 50 克，葱、姜、蒜、食盐、香油、醋各适量。

【制法】选择小而均匀的菠菜，摘去老叶，切根洗净；葱、姜切末；蒜去皮，捣碎成泥；将麻酱、葱末、姜末、蒜泥、食盐、香油、醋一同放入碗内搅匀，兑成调味汁。锅内加水煮沸，放入整棵菠菜稍烫片刻，捞出浸入凉开水中过凉，再挤去水分，一棵棵整齐地摆放在盘内。将兑好的调味汁淋在摆放好的菠菜上即可。

【用法】佐餐食用。

【功效】健脾和胃，降压。适用于胃肠病、高血压、糖尿病、便秘、骨质疏松症、缺铁性贫血等患者。

香拌茄子泥

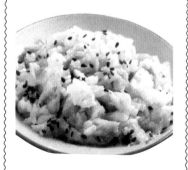

【原料】茄子 500 克，芝麻 3 克，大蒜 40 克，芝麻酱、食盐、香油各适量。

【制法】将茄子洗净切片，入锅用旺火蒸约 15 分钟取出捣泥；大蒜捣成泥。净锅置火上，放芝麻煸炒至香酥，取出；芝麻酱加食盐、香油和蒜泥调拌成味汁。将调好的味汁慢慢倒入茄泥中，并搅匀，再撒上芝麻即可。

【用法】佐餐食用。

【功效】补肝肾，益精血，润肠燥。适用于胃病患者。

蘑菇烩腐竹

【原料】鲜蘑菇 150 克，水发腐竹 120 克，黄瓜 60 克，食用植物油、葱、生姜末、食盐、五香粉、香油各适量。

【制法】水发腐竹切成小段。蘑菇切片。黄瓜去蒂切开，去瓤切片。炒锅上火，加入食用植物油，烧至 7 成热时，加入葱花、生姜末煸炒出香，加水发腐竹段及蘑菇片、黄瓜片翻炒，加入食盐、五香粉熘匀，淋入香油即成。

【用法】佐餐食用。

【功效】补益脾胃，散瘀降脂。适用于胃病、高脂血症、动脉硬化症等患者。

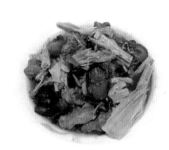

鸡腿菇炒莴笋

【原料】莴笋 150 克，鸡腿菇 100 克，红椒 30 克、姜丝、葱段、食盐、食用植物油、蚝油、水淀粉各适量。

【制法】将鸡腿菇洗净，切斜刀片；莴笋去皮，洗净切片；红椒去籽，洗净切片。在锅内放入食用植物油烧热，入姜丝爆香，下鸡腿菇、莴笋、葱段翻炒，加食盐、蚝油炒至入味，用水淀粉勾芡即可。

【用法】佐餐食用。

【功效】改善消化系统和肝脏功能，刺激消化液的分泌，有助于抵御风湿性疾病和痛风，益胃清神，增进食欲，消食化痔。适用于胃肠病、糖尿病、痔疮等患者。

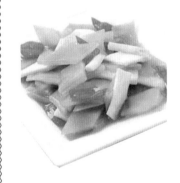

鱼香蒸茄子

【原料】茄子 300 克，咸鱼 80 克，甜米酒、食盐、蚝油、色拉油各适量。

【制法】将咸鱼切成薄片，茄子削皮切成条待用。起油锅，放入茄子炸 2 分钟捞出，放食盐、蚝油搅拌腌 5 分钟；将咸鱼入七成热油锅中以小火滑 2 分钟，捞出沥油。将咸鱼铺在茄子上面，洒入少量甜米酒，以旺火蒸 15 分钟即可。

【用法】佐餐食用。

【功效】清热止血，消肿镇痛，补肝益肾。适用于胃病患者。

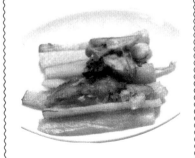

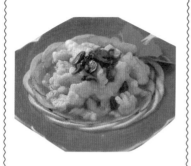

降脂鱼条

【原料】桂鱼600克，山楂20克。鸡蛋1个，食用植物油、番茄酱、食盐、料酒、糖、生姜、葱、淀粉各适量。

【制法】桂鱼去皮切条；生姜切末；葱切段；鱼肉条加入鸡蛋清、料酒、姜末、食盐、淀粉，拌匀待用。锅内烧油，烧热时逐条下入鱼条，炸至金黄色时捞起。另烧锅，放食用植物油少许，加入番茄酱、山楂及适量清水，煮沸后放入炸好的鱼条、葱段，翻炒几次即可。

【用法】佐餐食用。

【功效】益脾胃，补气血。适用于胃病、高脂血症等患者。

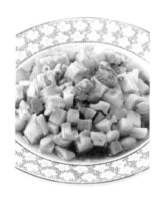

粉蒸莲藕

【原料】莲藕500克，卤五花肉100克，淀粉、姜末、葱花、食用植物油、香油、食盐、酱油、醋、胡椒粉各适量。

【制法】将莲藕洗净去皮，以刀面拍碎，再用刀背将藕捶成块状；卤五花肉切小丁，和莲藕一起拌匀入大碗里，加食用植物油、淀粉、食盐、姜末、葱花、胡椒粉一同拌匀。煮沸锅内的水，入拌好的莲藕肉丁，大火蒸25分钟后取出，倒扣入盘里。将酱油、醋和香油调成调味汁，淋入蒸好的莲藕肉丁拌匀即可。

【用法】佐餐食用。

【功效】补益气血，增强人体免疫力。适用于胃病患者。

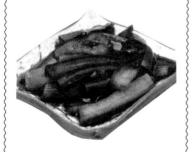

蚝油烧茄子

【原料】茄子400克，姜末15克，大蒜末25克，蚝油50克，鲜汤、白砂糖、食盐、料酒、水淀粉、植物油各适量。

【制法】茄子洗净，切条。炒锅上火，放入油烧至120℃时，放入茄条炸至金黄色时捞出。另起油锅，下姜末、蒜末、蚝油煸炒，加入鲜汤、茄条，迅速把白砂糖、食盐、料酒放入，烧片刻，淋入水淀粉勾芡，即可盛入盘中。

【用法】佐餐食用。

【功效】健脾益气，利水除湿，补肝益肾。适用于胃病患者。

小笋炒牛肉

【原料】竹笋 90 克，牛肉 120 克，姜片、蒜末、葱段各少许，食盐 3 克，生抽 6 毫升，食粉、料酒、水淀粉、食用植物油各适量。

【制法】竹笋切片；牛肉切片，用食粉、生抽、食盐、淀粉抓匀。热油爆香姜片、葱段、蒜末，倒入牛肉片炒散，倒入竹笋块和所有调料炒匀，勾芡装盘。

【用法】佐餐食用。

【功效】补脾胃，益气血，强筋骨。适用于胃病、高脂血症等患者。

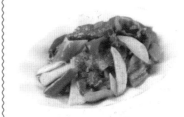

橙汁莲藕西瓜皮

【原料】莲藕、西瓜皮各 200 克，橙汁、食盐、糖各适量。

【制法】将西瓜皮削去外层青皮，去掉内层红瓤，切条。将莲藕洗净，刮去外皮，切片，泡在凉水盆中。将瓜条、藕片分别在开水中氽一下，取出沥干水分。在瓜条、藕片中加橙汁、食盐、糖拌匀，色泽呈淡黄色，装盘即可。

【用法】佐餐食用。

【功效】利尿，解热，促进伤口愈合及促进人体皮肤新陈代谢。适用于胃病、肾炎水肿、肝病黄疸及糖尿病等患者。

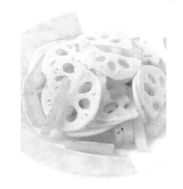

茄子炒牛肉

【原料】茄子 100 克，牛肉 60 克，姜、大蒜、食盐、植物油、淀粉各适量。

【制法】茄子洗净，切条，清水浸渍 1 小时；牛肉洗净，切片，取食盐、淀粉少许，与牛肉混匀；大蒜去衣捣烂；生姜洗净，切丝。起油锅，放入大蒜、姜丝爆香，随后放入茄子，炒熟铲起。另起油锅，下牛肉片炒熟，茄子回锅，与牛肉片炒匀，加食盐调味即可。

【用法】佐餐食用。

【功效】清热养胃，健脾益气，宽肠散血。适用于胃病、胃虚等患者。

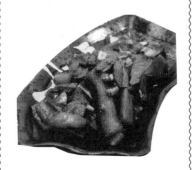

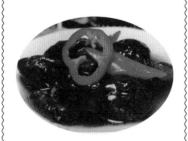

油焖香菇

【原料】水发香菇 350 克，香菜叶少许，葱段、姜片、食盐、酱油、鸡清汤、食用植物油各适量。

【制法】将香菇去掉菌柄，用水冲洗干净，挤干水分待用。香菜叶洗净。锅上火倒入油烧热，投入葱段、姜片煸香，放入香菇略炒，加入适量鸡清汤、酱油、食盐，大火烧沸，转小火焖至香菇入味，大火收汁即可装盘，撒上少许香菜叶点缀上桌。

【用法】佐餐食用。

【功效】健脾胃，补肝肾，益气血、降血脂。适用于胃病、心血管疾病、高脂血症等患者。

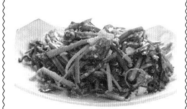

韭菜炒双蛋

【原料】韭菜 300 克，皮蛋、鸡蛋各 50 克，食盐、食用植物油各适量。

【制法】将韭菜洗净，切段。锅内加食用植物油烧热，下皮蛋、食盐爆香，加入韭菜略炒，打入鸡蛋炒至金黄即可。

【用法】佐餐食用。

【功效】润肺，养阴，止血，凉肠，止泻，降压。适用于胃病患者。

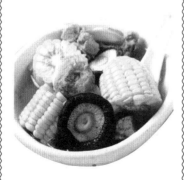

排骨炖玉米

【原料】黄玉米 200 克，猪肋排骨 500 克，水发香菇 25 克，油、酱油、料酒、食盐、香油、姜片各适量。

【制法】将排骨斩件；水发香菇洗净；黄玉米去皮洗净，剁块。锅置火上，放清水烧沸，放入猪排骨煮约 3 分钟，焯去血水，捞出。起油锅，放入姜片炝锅，加上清水、猪排骨、香菇、玉米块旺火烧沸后用中火煮至肉熟玉米烂，加上酱油、料酒、精盐调好口味，淋上香油即成。

【用法】佐餐食用。

【功效】滋阴壮阳，益精补血，健脾开胃。适用于胃病、胃虚等患者。

核桃炒鸡片

【原料】核桃仁 80 克，韭菜花 30 克，鸡脯肉 150 克，辣椒 10 克，姜、食用植物油、食盐、糖、料酒、水淀粉、香油各适量。

【制法】鸡脯肉切粗条，加食盐、水淀粉腌好；核桃仁切末；韭菜花洗净切段；辣椒切条；姜去皮切丝。起锅倒入食用植物油，待油温 90℃时倒入腌好的鸡肉条，滑炒至八成熟，捞起沥油，待用。锅内下入姜丝、韭菜花、辣椒条爆炒，加入鸡肉条、食盐、糖、料酒，炒至熟透，用水淀粉勾芡，淋入香油，撒上核桃仁末即可。

【用法】佐餐食用。

【功效】生津开胃，增强食欲，促进消化。适用于胃病、高脂血症等患者。

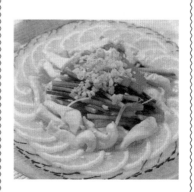

韭菜炒银鱼

【原料】韭菜 250 克，干银鱼 100 克，红椒、姜、食用植物油、食盐、胡椒粉、花椒各适量。

【制法】将韭菜、红椒切成 4 厘米长的条；干银鱼洗干净；姜去皮切末。在锅内放入食用植物油烧滚，放入洗净的干银鱼略炸，捞出。另起锅，投入姜末、韭菜翻炒片刻，再加入炸好的银鱼调味即可。

【用法】佐餐食用。

【功效】补脾胃，宜肺，利水。适用于脾胃虚弱、肺虚咳嗽、虚劳诸疾、体质虚弱、营养不良、消化不良、高脂血症等患者。

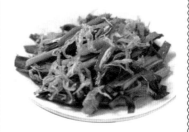

椒炒土豆丝

【原料】青椒 250 克，土豆 200 克，花生油、食盐、醋、蒜末各适量。

【制法】土豆洗净，去皮后切成细丝，放入沸水锅内焯一下，捞出放冷水中过凉，再沥干水分；青椒去蒂和子，洗净后切成细丝。起油锅，放入蒜末和青椒丝煸炒出香辣味。加入土豆丝、食盐，快速翻炒均匀，淋上醋即可。

【用法】佐餐食用。

【功效】和胃调中，健脾利湿，解毒消炎，宽肠通便。适用于胃病患者。

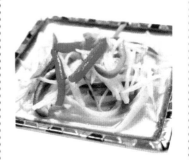

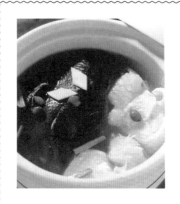

柚子杏仁炖乌鸡

【原料】乌鸡250克，柚子500克，杏仁20克，生姜、葱、食盐、料酒各适量。

【制法】乌鸡整只洗净；柚子去皮撕瓣；杏仁浸透洗净；生姜切片；葱切花。锅内加水煮沸，放料酒、生姜片、乌鸡稍煮片刻，捞起待用。将乌鸡、柚子瓣、杏仁放入干净炖盅内，加清水炖2小时，取出调入食盐，撒上葱花即可。

【用法】佐餐食用。

【功效】益肺健胃，滋养机体，消食生津，化痰止咳。适用于胃病、高脂血症等患者。

芋头豆腐

【原料】豆腐、芋头各200克，水淀粉、泡椒、花椒粉、葱白、辣椒酱、香油、蚝油、料酒、食盐、生抽、糖、五香粉、食用植物油、清水各适量。

【制法】将芋头刮洗干净，切成滚刀块，用食盐、五香粉拌匀，入笼蒸熟。将豆腐切成片，投入八成热的油锅内炸至金黄色，捞出。泡椒去蒂，葱白洗净切段。将锅置火上，放食用植物油烧至五成热，下辣椒酱、泡椒炒出味，加清水、料酒、食盐、糖、蚝油、生抽，倒入芋头块、豆腐片、葱白段烧入味，下水淀粉、花椒粉翻炒均匀，淋香油，起锅入盘即可。

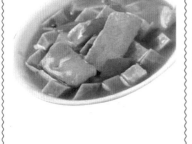

【用法】佐餐食用。

【功效】调整人体的酸碱平衡，美容养颜，乌黑头发。适用于胃病患者。

药材蒸鸭

【原料】净鸭肉800克，红枣50克，桂圆肉、莲子各25克，油菜心10棵，料酒、食盐、葱、姜、淀粉及胡椒粉各适量。

【制法】鸭肉沥水；红枣去核；莲子泡水，去皮去心，煮熟；葱切段，姜切片，油菜心切整齐。鸭斩块，放锅中，加水烧沸，焯去血水，捞出。将鸭块、桂圆肉、莲子、红枣放在一起，加入姜片、葱段、料酒、精盐、胡椒粉、淀粉一起拌匀，上笼蒸至酥烂，取油菜心烫熟围边。

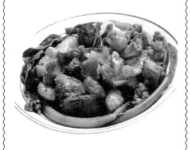

【用法】佐餐食用。

【功效】开胃，养血益脾，补心安神，补虚长智。适用于脾胃虚弱、倦怠无力等患者。

文蛤汆鲫鱼

【原料】活鲫鱼2条（约500克），文蛤150克，竹笋100克，葱段、姜片、食盐、胡椒粉、料酒、食用植物油各适量。

【制法】将净文蛤入沸水中焯烫，待其壳张开，捞出冲洗干净，汤待用。鲫鱼宰杀，整理洗净。竹笋洗净，切成片，入沸水中焯水待用。锅上火，倒入油烧热，将鱼下锅略煎，烹入料酒，加入适量煮文蛤的原汤、冬笋片、文蛤、葱段、姜片，大火烧开，转小火煮至汤汁浓白时加入食盐调味，撒入胡椒粉即成。

【用法】佐餐食用。

【功效】补脾开胃，利水除湿。适用于胃病、脾胃虚弱、高血压、高脂血症等患者。

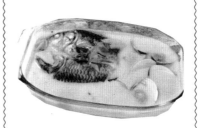

糖醋白菜卷

【原料】白菜300克，胡萝卜、黑木耳、鸡蛋各100克，糖、醋各适量。

【制法】将白菜剥开叶片，洗净，放入开水中煮软，捞出；胡萝卜去皮，切丝；黑木耳泡软后切丝，与胡萝卜丝一起放入开水中煮熟。将鸡蛋打入碗中搅匀，倒入锅中煎成蛋皮，盛起后切丝。将大白菜叶片摊开，放入胡萝卜丝、鸡蛋丝和黑木耳丝，用手卷好，加糖、醋和少许凉开水浸泡半小时，切段食用。

【用法】佐餐食用。

【功效】健脑益智，改善记忆力，促进肝细胞再生。适用于胃病患者。

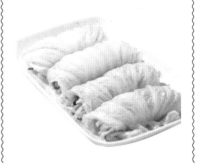

卤香鸭块

【原料】净鸭子750克，八角1个，熟鸡油、香糟卤、鸡汤、水淀粉、酱油、白砂糖、食盐、花椒、葱段、姜片各适量。

【制法】净鸭洗净；将水烧沸，放入净鸭、八角和花椒，用中小火煮10分钟，取出鸭子，改刀剁成大块。把鸭块脊背朝上放在盆内，加上葱段、姜片、精盐和鸡汤，上屉用旺火把鸭子蒸至熟。把蒸好的鸭块放在锅内，淋入适量蒸鸭子的汤汁，加上酱油、香糟卤、白砂糖，用中小火烧至汤汁浓稠，放水淀粉勾芡，淋上熟鸡油，即可。

【用法】佐餐食用。

【功效】养胃，护胃。适用于胃病患者。

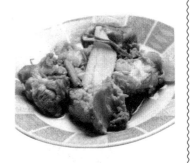

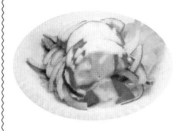

洋葱番茄沙拉

【原料】洋葱 200 克，番茄 100 克，生菜叶少量，食盐、沙拉酱各适量。

【制法】洋葱剥去外皮，洗净，先对半剖开，再横切成片。番茄洗净，去蒂，切成片。生菜叶洗净，待用。将生菜叶垫在盘底，上面依次放上番茄片、洋葱片，撒上少许食盐，再裱上沙拉酱即成。

【用法】佐餐食用。

【功效】健胃消食，清热解毒，生津止渴，凉血平肝。适用于胃病、高脂血症等患者。

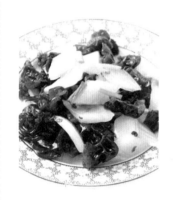

黑木耳炒白菜

【原料】白菜 400 克，黑木耳、葱段、姜片、花椒、糖、食盐、酱油、香油、食用植物油各适量。

【制法】把白菜用水洗净，切成菱形块；黑木耳用温水泡软，掐去根，洗净后撕成小块。在锅内放食用植物油烧至八成热时，放入白菜块煸炒至熟，捞出控干水分。另一锅内放植物油烧热，放入花椒、葱段、姜片煸炒出香味，捞出不用，放入白菜块和黑木耳块，再加上酱油、食盐、糖炒匀，淋上香油即可。

【用法】佐餐食用。

【功效】清胃涤肠。适用于心脑血管疾病、结石症、缺铁等患者。

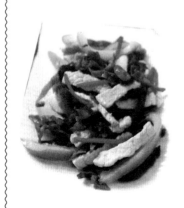

木耳炒肉丝

【原料】水发木耳 30 克，猪瘦肉 200 克，花生油、酱油、醋、白砂糖、料酒、食盐、淀粉、葱末、姜末、蒜末、清水各适量。

【制法】肉、水发木耳均洗净切丝。用白砂糖、醋、酱油、食盐、葱末、姜末、蒜末、料酒、淀粉和清水兑成汁。起油锅，下肉丝翻炒，再加入水发木耳，随着翻炒倒入兑好的汁，再翻炒几下即成。

【用法】佐餐食用。

【功效】养胃益气，润肺补脑，止渴润肠。适用于胃病患者。

番茄炒牛肉

【原料】牛肉 500 克，番茄 200 克，食用植物油、生抽、糖、食盐、姜、葱、料酒各适量。

【制法】先把牛肉洗净切片，加生抽、糖、料酒腌 20 分钟。将番茄洗净切块；姜洗净切丝；葱洗净切粒。起锅下入食用植物油，爆香姜丝、葱粒，加番茄块炒至七分熟。然后加牛肉略炒拌后，加食盐调味即可。

【用法】佐餐食用。

【功效】健胃消食，生津止渴，清热解毒。适用于胃病、高脂血症等患者。

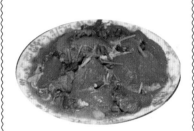

红油拌子姜

【原料】子姜 130 克，蒜、青椒、红椒、红油、食盐、糖、香油各适量。

【制法】将子姜去皮切片，蒜切末，青、红椒去籽切片。将青椒片、红椒片、子姜片加入食盐，用保鲜膜封好，放入冰箱冰 30 分钟后拿出。加入蒜末，调入红油、糖、香油调匀，静放 10 分钟，摆入碟内即可。

【用法】佐餐食用。

【功效】健脾和胃。适用于胃病患者。

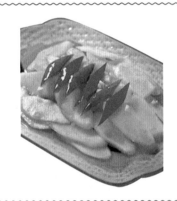

椒香瘦肉丝

【原料】猪瘦肉 350 克，青蒜苗 50 克，嫩姜、植物油、生粉、甜酱、料酒、鲜汤、食盐、酱油各适量。

【制法】猪瘦肉切丝，加生粉、食盐、料酒拌匀；姜切丝；青蒜苗切段。酱油、料酒、生粉、鲜汤装碗内调匀成芡汁。起油锅，放肉丝炒散，加甜酱炒香，下姜丝、青蒜苗合炒，烹入芡汁炒匀即成。

【用法】佐餐食用。

【功效】养胃益气，润肠胃，生津液，健脾消食。适用胃病患者。

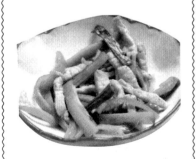

大蒜炒鳝片

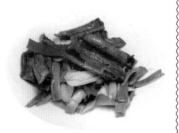

【原料】活黄鳝400克，大蒜100克，葱花、姜米、蒜泥、豆瓣酱、胡椒粉、食盐、白糖、醋、料酒、淀粉、食用植物油各适量。

【制法】黄鳝宰杀，洗净，鳝背上剞花刀，改刀成片，用湿淀粉上浆。大蒜切段。豆瓣酱剁细。锅中加油烧热，下大蒜速炒至断生后盛起。净锅上火倒入油至7成热，投入鳝鱼片划油至断生，倒入漏勺沥油。锅中留底油，投入葱花、姜米、蒜泥略煸，倒入豆瓣酱炒香，放入鳝鱼片、大蒜、食盐、糖，翻炒均匀，用湿淀粉勾芡，淋入醋，撒入胡椒粉，起锅装盘。

【用法】佐餐食用。

【功效】补脾和胃，理气清食。适用于胃病、高脂血症、动脉粥样硬化等患者。

酱香子姜

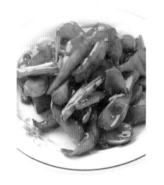

【原料】子姜500克，甜面酱20克，食盐、糖、葱、食用植物油各适量。

【制法】将子姜清洗干净，去皮，用刀拍破，放入盆中加食盐拌匀，腌半小时。将腌好的子姜用凉开水清洗过后，沥去水分；将葱去老叶、根须，洗净切成马耳葱。将炒锅置火上，加入食用植物油烧至四成热，下入甜面酱煸出香味，起锅盛入碗中，加入食盐、糖调匀。将调好的酱汁倒入子姜中，拌匀，撒上葱即可。

【用法】佐餐食用。

【功效】开胃助食，解表。适用于胃病患者。

香蒸木耳花肉片

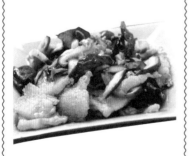

【原料】黑木耳、冬菇各30克，五花肉200克，榨菜1/2包，红枣、干生粉、生抽、食盐、蚝油、姜片、葱花各适量。

【制法】五花肉切薄片；黑木耳、冬菇浸透后洗净，均切片；红枣切丝。将以上原料及榨菜一起放入碗中，加入食盐、生抽、姜片、蚝油及干生粉拌匀，铺于盘中。入笼用中火蒸约10分钟，取出，撒上葱花即可。

【用法】佐餐食用。

【功效】养血补气，开胃助食，抗肿瘤。适用于胃病患者。

冬瓜煨草鱼

【原料】活草鱼1条（约500克），冬瓜500克，葱段、姜片、料酒、食盐、白糖、醋、食用植物油各适量。

【制法】草鱼宰杀，整理清洗干净，改刀成块。冬瓜去皮、去籽，冲洗干净，切成小块。锅上火倒入油烧热，用小火将鱼块略煎至表面变色，然后烹入料酒，加入葱段、姜片、冬瓜、食盐、白糖、醋和适量清水，用大火烧开，转小火炖至鱼熟，即成。

【用法】佐餐食用。

【功效】开胃，健脾，平肝，祛风，除热，利水，消肿。适用于胃病、肝阳上亢之头痛眼花、高血压、高血压、食欲减退、下肢水肿、高脂血症等患者。

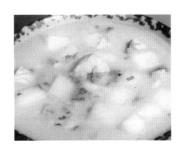

牛肉豌豆

【原料】牛肉200克，豌豆250克，番茄酱、食盐、葱、姜、料酒、胡椒粉、食用植物油各适量。

【制法】将葱洗净切段，姜洗净拍破，豌豆洗净。将牛肉洗净，切成小块，放入沸水锅中汆水片刻后入清水中漂清，捞起控干水分。将炒锅上大火，放入食用植物油烧热，下姜块、葱段爆香，入牛肉块，加料酒略煸，下番茄酱、食盐，加清水，盖上盖，煮沸，改小火焖至九成烂时倒入豌豆，煮片刻，撒上胡椒粉和食盐调味即可。

【用法】佐餐食用。

【功效】健脾和胃。适用于胃病患者。

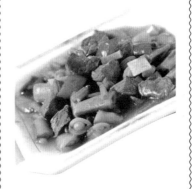

金针木耳炒鸡蛋

【原料】黑木耳、海米各20克，黄花菜150克，鸡蛋2个，植物油、食盐、香油各适量。

【制法】将海米及黄花菜泡软，洗净沥干；黄花菜切段，焯水处理；黑木耳泡透洗净切条。鸡蛋打入碗中，加少许食盐搅散；锅烧热放油，加入鸡蛋翻炒。再倒入海米、黄花菜、黑木耳翻炒至熟，下食盐调味，淋香油即可。

【用法】佐餐食用。

【功效】养胃益气，润肺补脑，止渴润肠。适用于胃病患者。

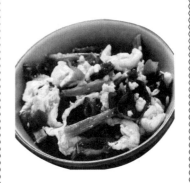

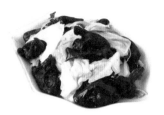

黑木耳炒卷心菜

【原料】卷心菜250克，水发黑木耳80克，食用植物油、香油、食盐、酱油、白糖、醋、湿淀粉各适量。

【制法】将卷心菜去老叶，洗净，撕成大片，沥干水分。将黑木耳洗净，控干水分。然后置炒锅于火上，放油烧热，放入卷心菜、黑木耳煸炒，再加入酱油、食盐、白糖调味，入味后用湿淀粉勾芡，加入醋，淋上香油即成。

【用法】佐餐食用。

【功效】开胃健脾，活血化痰。适用于胃病、高脂血症合并动脉粥样硬化等患者。

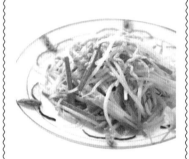

绿豆芽肉丝

【原料】绿豆芽200克，猪瘦肉100克，胡萝卜50克，食盐、姜丝、酱油、食用植物油、料酒各适量。

【制法】将绿豆芽洗净，沥干水分；猪瘦肉洗净切丝，放酱油、料酒腌制；胡萝卜洗净切丝。锅中倒入食用植物油烧热，放猪瘦肉丝与姜丝，大火炒至八成熟，捞出猪瘦肉丝沥油；下豆芽、胡萝卜丝，余油拌炒，加适量清水，转大火炒，再加猪瘦肉丝拌炒，加食盐调味即可。

【用法】佐餐食用。

【功效】清热解毒，防止硬化斑块。适用于胃病、口腔溃疡等患者。

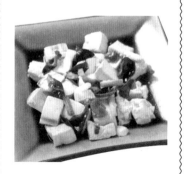

木耳烧豆腐

【原料】黑木耳25克，豆腐500克，花生油、清汤、葱段、姜片、蚝油、酱油、食盐、白砂糖、水淀粉、香油各适量。

【制法】将豆腐切丁；黑木耳用温水泡软，洗净，撕成小块；锅置火上，放水烧沸，放入豆腐丁煮片刻捞出。起油锅，放入葱段、姜片爆香，放入蚝油、酱油、食盐、白砂糖和清汤烧沸。再把豆腐丁和木耳放入，用小火烧至汤汁将尽时，放水淀粉勾芡，淋入香油即成。

【用法】佐餐食用。

【功效】和脾胃，生津润燥，清热解毒。适用于胃病患者。

赤豆炖鲤鱼

【原料】鲤鱼 500 克，赤小豆 100 克，葱、姜、食盐、料酒、醋、胡椒粉、食用植物油各适量。

【制法】赤小豆用水浸泡后，放入锅中加清水煮熟待用。鲤鱼宰杀，去鳞、去鳃、除内脏，洗净沥水后，两面剖上花刀。锅上火烧热，用生姜擦锅后倒入油烧热，放入鲤鱼小火煎至两面上色时，烹入料酒，添加适量清水，加入葱姜、食盐烧沸，淋入几滴醋，再放入赤小豆，用小火煮约 15 分钟，出锅装汤碗，撒入胡椒粉即成。

【用法】佐餐食用。

【功效】健脾益胃，清热解毒，减肥健美。适用于胃病、高脂血症、单纯性肥胖等患者。

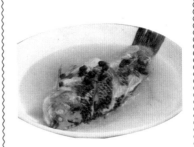

芥蓝炒香肠

【原料】芥蓝 150 克，香肠 100 克，食用植物油、食盐、姜、糖、水淀粉、香油各适量。

【制法】将芥蓝去叶切长段，香肠煮熟切片，姜洗净切片。锅内放食用植物油烧热，放姜片、芥蓝、食盐、香肠炒至入味。调入糖炒匀，用水淀粉勾芡，淋入香油翻炒片刻出锅即可。

【用法】佐餐食用。

【功效】开胃助食，增进食欲，促进细胞分裂，延缓衰老。适用于胃病患者。

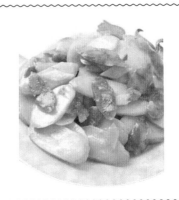

香瓜仁双耳

【原料】银耳 10 克，木耳 25 克，黑瓜子 50 克，花椒、食盐、植物油各适量。

【制法】木耳用清水泡透洗净，放沸水锅内焯一下，捞出撕成小块。银耳用清水泡透，洗净撕成小朵，放沸水锅内焯一下，捞出备用；黑瓜子剥壳取瓜子仁，放在碗里，加上木耳、银耳、食盐调匀。起油锅，放入花椒炸至煳，捞出花椒不用，将热油浇在木耳和银耳上，调拌均匀即可。

【用法】佐餐食用。

【功效】养胃生津，补气和血，利尿通便。适用于胃病患者。

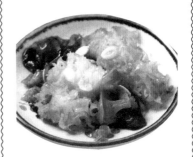

蒜香鸡块

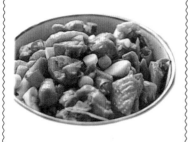

【原料】卤鸡肉 500 克，蒜苗 60 克，红椒块 40 克，姜片、蒜末各少许，食盐 2 克，白糖 2 克，辣椒油 4 毫升，料酒 10 毫升，食用植物油适量。

【制法】卤鸡肉斩块，蒜苗洗净切段。用油起锅，放蒜末、姜片爆香，倒入卤鸡块炒香。淋料酒，加食盐、白糖调味。放红椒块、蒜苗段炒熟。加辣椒油翻炒匀即可。

【用法】佐餐食用。

【功效】健脾胃，活血脉，强筋骨，温中益气，补虚填精。适用于胃病、高脂血症等患者。

芥蓝炒香菇

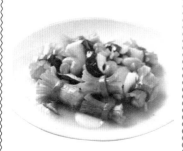

【原料】芥蓝 300 克，腰果、红椒圈各 50 克，香菇 30 克，蒜片、食盐、糖、食用植物油、水淀粉、香油各适量。

【制法】将芥蓝改成花状，串上红椒圈。将芥蓝、香菇分别汆水，腰果炸熟。炒锅下食用植物油，烧热后，将串上辣椒圈的芥蓝、香菇、腰果倒入翻炒，放入蒜片、食盐、糖，用水淀粉勾芡，淋香油即可。

【用法】佐餐食用。

【功效】软化血管，润肠通便，润肤美容，延缓衰老。适用于胃病、心血管疾病等患者。

银耳炒芹菜

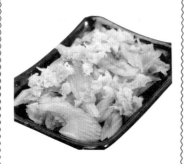

【原料】银耳 50 克，西芹 250 克，大葱、植物油、食盐、料酒、姜各适量。

【制法】银耳用温水浸泡 2 小时，去蒂后撕成瓣状，洗净；西芹去叶洗净，切片；姜切丝；大葱切葱花。起油锅，放入姜丝和葱花，炒出香味。加西芹炒至七成熟时加银耳翻炒数下；放入料酒、食盐调味即可。

【用法】佐餐食用。

【功效】清热排毒，滋润肠胃。适用于胃病、胃虚等患者。

韭菜炒三丝

【原料】韭菜 250 克，豆腐干 200 克，猪肉丝 100克，香油、花椒油、酱油、黄酒、食盐、葱花、生姜末各适量。

【制法】豆腐干切丝，韭菜洗净，切成 3 厘米长的段，将香油放入锅内，加入肉丝煸炒，加葱花、生姜末、酱油、食盐、黄酒搅拌，再加入豆腐丝、韭菜同炒，撒入花椒油。

【用法】佐餐食用。

【功效】健胃温阳，散瘀解毒。适用于胃病、高脂血症合并动脉粥样硬化等患者。

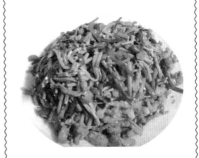

椒油菜心

【原料】小油菜 300 克，鲜蘑 50 克，酱油、食用植物油、淀粉、清汤、食盐、花椒各适量。

【制法】将小油菜切段，放入开水内汆水片刻；鲜蘑切成片，用热水烫一下，控水。将淀粉放碗内加水调成水淀粉；花椒放入热油内炸出花椒油。炒锅内添清汤，加入酱油、食盐，放入小油菜、鲜蘑煮沸，用水淀粉勾芡，淋上花椒油即可。

【用法】佐餐食用。

【功效】润肠通便，排毒养胃。适用于胃病、便秘、动脉硬化、糖尿病、免疫力低下、高血压等患者。

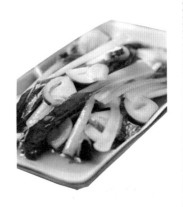

南瓜蒸五花肉

【原料】南瓜 500 克，猪五花肉 400 克，料酒 1茶匙，酱油 1 汤匙，食盐、甜面酱、白砂糖、葱末、姜末各适量。

【制法】将南瓜削去外皮，去瓤、去子、洗净切片，铺在盘底。猪五花肉洗净，切成大厚片，放在碗内，加入食盐、料酒、酱油、甜面酱、白砂糖、葱末、姜末拌匀，腌制 10 分钟。将腌好的五花肉放在南瓜片上，上旺火蒸 40 分钟取出即可。

【用法】佐餐食用。

【功效】增进食欲，促进消化，补肾健脾。适用于胃病患者。

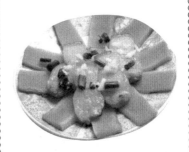

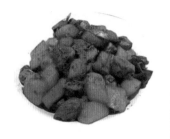

胡萝卜烧羊肉

【原料】羊腩肉 500 克，胡萝卜 200 克，葱段、姜片、花椒、干辣椒丝、胡椒粉、料酒、酱油、食盐、白糖、香油、食用植物油各适量。

【制法】羊腩肉切块，放入沸水焯水，捞出沥水。胡萝卜切成滚刀块。锅上火倒入油烧热，投入葱段、姜片、花椒、辣椒丝煸香，下羊肉块炒制片刻，烹入料酒、酱油，添加清水没过羊肉，大火烧开转小火炖至羊肉 8 成熟，放入胡萝卜、食盐、白糖继续炖至肉熟烂，最后撒入胡椒粉、淋入香油即成。

【用法】佐餐食用。

【功效】温补脾胃。适用于胃病、高脂血症、冠心病、肾阳不足且血脂偏高等患者。

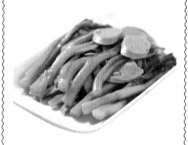

火腿油菜

【原料】油菜 150 克，火腿 25 克，食用植物油、料酒、清水、葱、食盐各适量。

【制法】将油菜取心择洗净后切成段，火腿切成斜片，葱切段。将锅上火入食用植物油，大火烧热油后下入火腿炒出香味，捞起。投入菜心，加入清水、食盐、料酒，翻炒至八成熟，然后加入火腿，炒匀出锅即可。

【用法】佐餐食用。

【功效】养胃生津，益肾壮阳，固骨髓，健足力，愈创口。适用于气血不足、脾虚久泻、胃口不开、体质虚弱、虚劳怔忡、腰脚无力等患者。

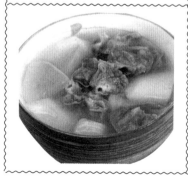

木瓜炖猪肺

【原料】木瓜 1 个，猪肺 400 克，清水、食盐各适量。

【制法】木瓜去皮去子，洗净切块。猪肺焯水，改刀切块。起汤锅，放入木瓜和猪肺，加清水煮沸，转小火炖约 1.5 小时，加食盐调味即可。

【用法】佐餐食用。

【功效】帮助消化，润肺止咳。适用于胃病患者。

洋葱炒蛋

【原料】鸡蛋 100 克，火腿 80 克，洋葱 200 克，食用植物油、食盐、酱油、胡椒粉各适量。

【制法】把鸡蛋磕在碗里，加入食盐和胡椒粉打匀；洋葱洗净去皮，切成片；火腿切成细丝。炒锅置火上，加入适量食用植物油烧热，下入鸡蛋液，待成形时，铲出。下入洋葱片炒片刻，加食盐、酱油和火腿丝一起继续炒熟。下入成形的鸡蛋，翻炒一分钟，出锅装盘即可。

【用法】佐餐食用。

【功效】健胃润肠，解毒杀虫。适用于胃病、高脂血症等患者。

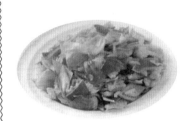

湘味肉末小油菜

【原料】小油菜 300 克，猪肉 80 克，食盐、食用植物油、香油、豆豉各适量。

【制法】将猪肉洗净，剁成肉末；小油菜洗净，切小段；豆豉剁细。在锅内入食用植物油烧热，入豆豉稍炒后，加入肉末、小油菜翻炒均匀。调入食盐、香油炒匀，起锅盛入碗中即可。

【用法】佐餐食用。

【功效】改善胃肠道菌群，帮助消化，预防疾病，延缓衰老，增强脑力，降低血压，消除疲劳，减轻病痛，提高肝脏解毒（包括酒精毒）。适用于胃病、血栓等患者。

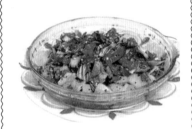

木瓜烧猪蹄

【原料】木瓜 30 克，猪蹄 300 克，料酒、姜、葱、食盐各适量。

【制法】木瓜去皮、去子，洗净后切成薄片；猪蹄去毛后剁成块，洗净；姜切片，葱切段。将木瓜、猪蹄、料酒、姜、葱一同放炖锅内，加入 2500 毫升清水。用大火烧沸，再改用小火炖 45 分钟，待猪蹄熟透后加食盐调味即成。

【用法】佐餐食用。

【功效】填肾精，健腰脚，滋胃液。适用于胃病患者。

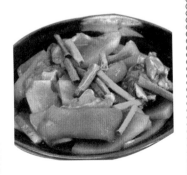

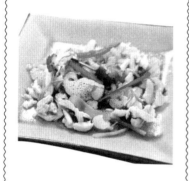

鸡丝炒蜇头

【原料】鸡脯肉 150 克，海蜇头 250 克，鸡蛋清 1 个，香菜段 10 克，花生油、湿淀粉、食盐、葱丝、姜丝、醋、料酒各适量。

【制法】鸡肉洗净，切丝，放入碗中，加鸡蛋清、食盐和湿淀粉拌匀；海蜇头切丝，用清水淘洗净，下热水中焯一下。碗内放精盐、醋、料酒、湿淀粉兑成芡汁。起油锅，爆香姜、葱丝，放入鸡丝，炒至熟，再下入海蜇头丝、香菜段及碗内芡汁，急速翻炒片刻即可。

【用法】佐餐食用。

【功效】清热化痰，消积化滞，润肠通便。适用于虚损羸瘦、病后体弱乏力、脾胃虚弱、食少反胃、腹泻等患者。

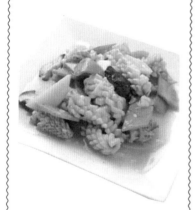

白炒墨鱼卷

【原料】墨鱼 400 克，冬笋、柿子椒、香菇、胡萝卜、食盐、蒜、葱、骨汤、食用植物油、水淀粉、胡椒粉各适量。

【制法】将锅置大火上，下食用植物油烧至七成热时入墨鱼，翻一下锅即将其入漏勺沥去油。锅内留余油，将蒜、葱下锅，再入切好的香菇、冬笋、柿子椒、胡萝卜稍炒片刻，依次加骨汤、食盐、胡椒粉、水淀粉（勾薄芡）、过油的墨鱼卷炒几下即可。

【用法】佐餐食用。

【功效】提高机体免疫功能，提高巨噬细胞的吞噬功能，促进 T 淋巴细胞的产生，并提高 T 淋巴细胞的杀伤活性，增进食欲。适用于胃肠病患者。

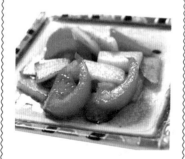

番茄烧土豆

【原料】土豆 2 个，番茄 1 个，洋葱半个，白砂糖、食盐各适量。

【制法】土豆去皮洗净切片；洋葱切成片；番茄切成小块。土豆片入热油锅炸至七成熟捞出；另起油锅加热，洋葱入锅爆炒一小会儿。将番茄倒入锅内，加水、白砂糖、食盐，煮沸后倒入土豆，改小火，让土豆焖入味即可。

【用法】佐餐食用。

【功效】清热益肾，健胃养胃，解毒消炎。适用于胃病患者。

肚丝炒金针菇

【原料】金针菇 200 克，猪肚 200 克，青蒜、油、食盐、料酒、胡椒粉、湿淀粉、香油、花椒、姜块、葱段各适量。

【制法】猪肚开 4 厘米宽的口，放入沸水锅中，加花椒、姜块、葱段，煮至三成熟，捞出切成粗丝；金针菇洗净；青蒜洗净，切段。起油锅，下葱段、姜块及花椒，炒出香味，放金针菇、肚丝煸炒，加食盐、料酒、胡椒粉、青蒜段翻炒至熟。用湿淀粉勾薄芡，淋香油起锅。

【用法】佐餐食用。

【功效】益肠胃，补虚损，助消化。适用于胃肠道炎症、溃疡等患者。

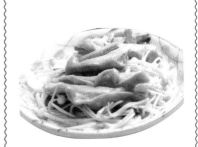

东坡墨鱼

【原料】墨鱼 250 克。辅料：香油、豆瓣酱、水淀粉、葱花、葱白、姜末、蒜末、醋、料酒、食盐、酱油、肉汤、糖、食用植物油各适量。

【制法】墨鱼顺剖两半，头相连，两边各留尾巴一半，剔去脊骨；在鱼身的两面直刀下、平刀进剖六七道刀纹，然后用食盐、料酒抹遍全身。葱白切丝，漂入清水。起油锅烧至八成热，将鱼身粘满淀粉，提起鱼尾，用炒锅舀油淋于刀口处，待刀口翻起定型后，将鱼腹贴锅放入油里，炸至呈金黄色时，捞出装盘。炒锅留油，下姜末、蒜末、豆瓣酱炒熟后，下肉汤、糖、酱油，用水淀粉勾薄芡，撒上葱花，烹醋，放香油，快速起锅，撒上葱丝。

【用法】佐餐食用。

【功效】发汗解表。适用于胃病患者。

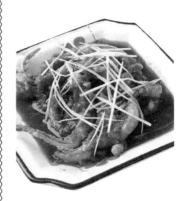

土豆拌海带丝

【原料】土豆 500 克，海带（鲜）150 克，大蒜、葱、酱油、醋、食盐、辣椒油各适量。

【制法】大蒜、葱切末。土豆切丝，放入沸水锅中焯熟，捞出沥干；海带洗净后切成丝，入沸水锅中焯熟，捞出沥水。葱末、蒜末、酱油、醋、食盐和辣椒油同放一碗内兑成味汁，浇入土豆丝和海带丝中，拌匀装盘即成。

【用法】佐餐食用。

【功效】和胃调中，健脾益气，清热解毒。适用于胃病患者。

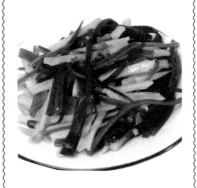

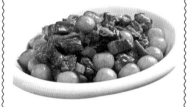

马铃薯烧牛肉

【原料】牛肉 400 克，马铃薯 200 克，姜、葱、料酒、食盐、酱油、白糖、食用植物油各适量。

【制法】牛肉洗净，切块，放入沸水锅中焯水，漂洗。马铃薯去皮切菱形块，放油锅中焐熟待用。锅上火，放油烧热，放入生姜、葱，炸香，倒入牛肉煸炒，烹入料酒，加酱油、白糖、食盐、清水，用旺火烧 20 分钟，转小火烧至牛肉熟烂，放入马铃薯块烧至熟烂入味，起锅装盘，撒上葱段即可。

【用法】佐餐食用。

【功效】滋养脾胃，补中益气。适用于胃病、高脂血症等患者。

水瓜煮泥鳅

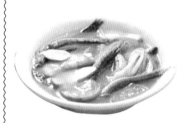

【原料】泥鳅 150 克，水瓜 100 克，姜、鸡腿菇、食用植物油、食盐、清汤、料酒、胡椒粉各适量。

【制法】将水瓜去皮切片，姜切丝，鸡腿菇切片。将泥鳅用开水烫死，用清水冲洗干净，剖开肚去掉内脏，沥干水分。锅内放入食用植物油烧热，放姜丝入锅，下泥鳅，攒料酒，加清汤，加水瓜、鸡腿菇，调入食盐煮约 5 分钟，撒入胡椒粉。

【用法】佐餐食用。

【功效】保持皮肤弹性，美容去皱。适用于胃病、身体疲乏、痰喘咳嗽、产后乳汁不通的妇女等患者。

香炒土豆块

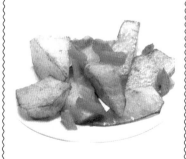

【原料】土豆 500 克，食用植物油、醋、清水、食盐、葱花、姜末各适量。

【制法】土豆洗净去皮，切成滚刀块；干红辣椒去蒂及子，切小段，洗净泡软备用。起油锅，下入土豆块炸至熟透，呈金黄色时倒入漏勺。另起油锅，用姜末炝锅，再放入土豆块，烹醋，加少许清水、食盐炒匀，撒葱花即可。

【用法】佐餐食用。

【功效】清热益肾，健胃养胃，解毒消炎。适用于胃病患者。

酱爆茄子

【原料】嫩茄子 500 克，食用植物油、生姜末、酱油、白糖、香菜、鸡汤、食盐、香油各适量。

【制法】茄子切块。置炒锅于火上，放入油烧至 6 成热，下入茄子块炸至金黄色。在炒锅内留油少许，投入生姜末、酱油、白糖、食盐、鸡汤，用文火烧入味，将汁收浓取出，晾凉后浇在茄子上，撒入少许香菜段，淋香油。

【用法】佐餐食用，每次适量。

【功效】醒脾开胃，活血降脂。适用于胃病、高脂血症合并慢性胃炎或冠心病等患者。

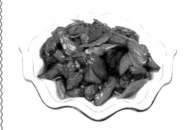

粉蒸草鱼头

【原料】草鱼头 600 克，米粉 120 克，食盐、料酒、胡椒粉、醋、姜米、香油、上汤、生抽、葱花各适量。

【制法】将草鱼头切为两半，去鳃，用食盐、料酒、姜米、胡椒粉腌制入味。把腌制入味的草鱼头均匀拍上米粉，上屉蒸 10 分钟，取出，淋香油，撒上葱花。将上汤、食盐、胡椒粉、醋、生抽、香油搅匀，跟草鱼头一同上桌，供淋汁或蘸食之用。

【用法】佐餐食用。

【功效】暖胃和中，平降肝阳，祛风，治痹，截疟，益肠，明目。适用于胃病、心血管病等患者。

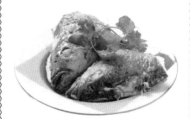

土豆烧苦瓜

【原料】土豆 50 克，苦瓜 250 克，葱、姜、香菜、食盐、花椒、酱油、植物油、清水各适量。

【制法】土豆去皮洗净，切片；苦瓜去瓤洗净，切片；葱、姜、香菜洗净切末。起油锅，分别放入土豆、苦瓜炸至金黄色，出锅，沥尽油；炒锅再次上油少许，放入葱、姜末炒香；加入酱油、花椒、清水，放入炸好的土豆。煮沸后放入炸好的苦瓜，加食盐，改用小火焖约 10 分钟；撒上香菜末，即可出锅。

【用法】佐餐食用。

【功效】清热益肾，健胃养胃，解毒消炎。适用于胃病患者。

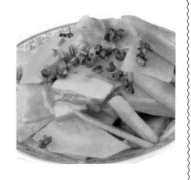

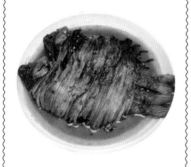

葱烧鲫鱼

【原料】活鲫鱼2条（750克），小葱250克，食盐、料酒、白糖、酱油、醋、姜片、食用植物油各适量。

【制法】鲫鱼处理洗净，用刀在鱼两侧剞上刀纹，用料酒、食盐腌制。葱切2段。锅上火，放油烧热，放入鲫鱼煎至两面微黄，下葱段、姜片略煎，烹料酒，加酱油、白糖、食盐、清水烧开，转小火慢烧至汁稠，滴醋。

【用法】佐餐食用。

【功效】补脾开胃，利水除湿。适用于胃病、高脂血症等患者。

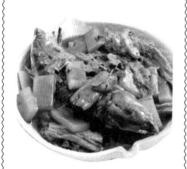

萝卜面筋焖草鱼

【原料】草鱼、萝卜各200克，面筋50克，姜、葱、柱侯酱、豆瓣酱、蚝油、生抽、老抽、食盐、糖、食用植物油各适量。

【制法】将草鱼杀好，萝卜、面筋切块。锅内下食用植物油烧热，下柱侯酱、豆瓣酱、姜、葱爆香，加适量的清水，下萝卜、面筋、草鱼、蚝油、生抽、老抽、食盐、糖，焖煮15分钟，收汁即可。

【用法】佐餐食用。

【功效】补中益气，健脾利湿，止血降压，涩精止带。适用于胃病患者。

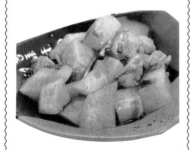

土豆烧肉

【原料】土豆250克，猪肉250克，植物油、酱油、食盐、料酒、白砂糖、葱、姜各适量。

【制法】将猪肉洗净，切成块状；葱切成段；姜切丝；土豆去皮切成滚刀块。净锅置火上，加植物油烧至七成热时，放入土豆块炸至金黄色时捞起沥油。原炒锅留少许油加热，放入姜、葱爆香，再放入肉块、酱油、食盐、白砂糖、料酒，再加水；焖烧至熟烂，加土豆，用大火烧至汤汁稠浓即可。

【用法】佐餐食用。

【功效】和胃润中，滋阴润燥，益精补血。适用于胃病患者。

银丝海蜇皮

【原料】海蜇皮 200 克，白萝卜 150 克，葱花、食盐、白糖、醋、酱油、香油各适量。

【制法】海蜇皮切丝，经清水浸泡、漂去咸味，挤干水分。白萝卜洗净、去皮，切成火柴棒粗细的丝，加入少许食盐腌渍片刻，稍挤去水分，与海蜇丝拌在一起。将葱花放入大碗中。锅上火倒入油烧热，倒在碗中炸成葱油，再加入食盐、白糖、醋、酱油、香油与海蜇丝、萝卜丝一起拌匀，装入盘中即成。

【用法】佐餐食用。

【功效】健脾养胃，顺气化痰。适用于胃病、高脂血症、缺碘型甲状腺肿大等患者。

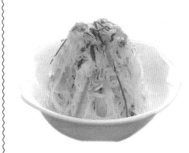

扣蒸干贝

【原料】干贝、萝卜各 100 克，料酒、食盐、葱节、姜块各适量。

【制法】将干贝浸胀后去硬筋，直排于碗内，加料酒、葱节、姜块，添水至浸没，大火蒸 1 小时，滗出汤汁。将萝卜去皮，切块，在沸水锅中氽一下，盖在干贝上面。将萝卜与干贝上蒸笼用大火蒸酥，取出扣在汤碗里，使干贝朝上，萝卜垫底；将汤汁倒入炒锅中，加入食盐和水，在中火上煮沸，料酒浇在干贝上即可。

【用法】佐餐食用。

【功效】发汗解表，温肺止咳，解毒，增强脾胃。适用于外感风寒、胃寒呕吐、风寒咳嗽、腹痛腹泻、中鱼蟹毒等患者。

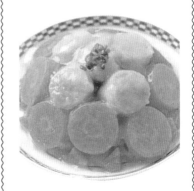

脯肉焖黄豆

【原料】黄豆 100 克，猪五花肉 500 克，干菜 200 克，青、红辣椒 2 个，料酒、姜片、白砂糖、食盐各适量。

【制法】青、红辣椒切末；干菜切碎；黄豆洗净，用清水浸泡 4 小时。将猪五花肉洗净，切块，入锅，加姜片、清水适量，大火烧沸后，撇去浮沫，加料酒煮沸。放入青、红辣椒和干菜、黄豆，加白砂糖、食盐，大火烧沸后改用小火煨煮至猪五花肉、黄豆酥烂即成。

【用法】佐餐食用。

【功效】温中散寒，开胃消食，防癌抗癌。适用于胃病患者。

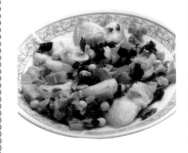

浓汁鲤鱼

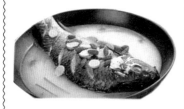

【原料】鲤鱼 500 克。牛奶 15 毫升，鸡腿菇 15 克，枸杞子、葱、姜、食用植物油、食盐、料酒、清汤、胡椒粉各适量。

【制法】鲤鱼处理干净；姜切丝；鸡腿菇切片；枸杞洗干净；葱切段。锅内加入食用植物油，下鲤鱼煎至两面稍黄，入料酒，下姜丝，注清汤，中火煮沸。焖至汤汁稍白时加鸡腿菇片、枸杞子、葱段，加食盐、胡椒粉、牛奶，焖透。

【用法】佐餐食用。

【功效】补脾健胃，利水消肿。适用于胃病、高脂血症、动脉硬化、冠心病等患者。

芙蓉鲫鱼

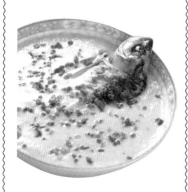

【原料】鲫鱼 500 克，熟瘦火腿、蛋清、胡椒粉、葱、姜、料酒、鸡汤、食盐、鸡油各适量。

【制法】将鲫鱼清洗干净，切下鲫鱼的头和尾，同鱼身一起装入盘中，加料酒和拍破的葱、姜，上笼蒸 10 分钟取出，头尾和原汤不动，用小刀剔下鱼肉。将蛋清打散，放入鱼肉、鸡汤、鱼肉原汤，加食盐、胡椒粉搅匀，将一半装入汤碗，上笼蒸至半熟取出；另一半倒在上面，上笼蒸熟，即为芙蓉鲫鱼，同时把鱼头、鱼尾蒸熟。将鱼身取出，头、尾分别摆在鱼身两头，拼成鱼形，撒上火腿末、葱即可。

【用法】佐餐食用。

【功效】祛腥，解油腻，助消化。适用于胃病。

芹菜拌黄豆

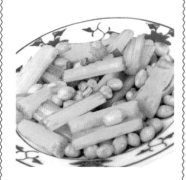

【原料】黄豆 50 克，芹菜 400 克，花椒、食盐、植物油各适量。

【制法】将芹菜择洗干净，切成 3 厘米长的小段，用开水烫一下捞出，入凉水过凉，控干水分备用；黄豆煮熟晾干。花椒放入热油内炸出花椒油。将芹菜放入盘内，黄豆放在芹菜上面，加入食盐、花椒油，拌匀即成。

【用法】佐餐食用。

【功效】利尿消肿，防癌抗癌，养血补虚。适用于胃病患者。

口蘑炖豆腐

【原料】豆腐 300 克，鲜口蘑 100 克，笋片 25 克，虾米少许、葱花、姜米、食盐、料酒、素汤（香菇蒂、黄豆芽等熬成的汁）、水淀粉、食用植物油各适量。

【制法】豆腐切片，放入沸水煮焯后捞出沥水。鲜口蘑入沸水中焯烫一下，沥水后切成片。锅上火倒入油烧热，下姜米、口蘑片略炒，烹入料酒，添加适量素汤大火烧开，放入豆腐、笋片、虾米、食盐，转小火炖约 10 分钟，用水淀粉勾芡，撒上葱花，出锅即成。

【用法】佐餐食用。

【功效】健脾开胃，补益气血。适用于慢性胃炎、高脂血症、动脉硬化、冠心病等患者。

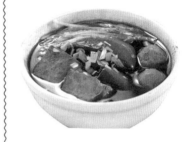

酱油香菇云耳蒸鲶鱼

【原料】鲶鱼 500 克，水发香菇、水发黑木耳、姜片、葱段、豆豉、料酒、食盐、酱油、食用植物油各适量。

【制法】将鲶鱼洗净，切段，加料酒和食盐码味 2 小时。将食用植物油烧至八成热，倒入装在碗里的豆豉和香料上，制成酱料，加食盐和酱油调味。把黑木耳码在蒸笼底部，放上一半的姜片和葱段，将鱼段放在上面，在鱼段上放上姜片、葱段、香菇条，淋上制好的酱料和食用植物油，上蒸锅蒸 20 分钟，翻扣在碟中。

【用法】佐餐食用。

【功效】促进人体新陈代谢，提高机体适应力。适用于胃病患者。

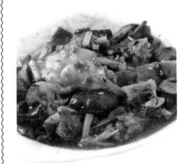

香菇扁豆

【原料】扁豆 300 克，香菇 200 克，白砂糖、植物油、食盐各适量。

【制法】将扁豆洗净，放沸水中煮熟，捞出，加入食盐拌匀，腌 20 分钟。将香菇洗净，放入水中泡软，捞出沥水，切成细丝。将植物油倒入炒锅内烧热，倒入香菇丝煸炒几下，加入食盐、白砂糖拌匀；倒入扁豆炒匀，即可。

【用法】佐餐食用。

【功效】补肝肾，健脾胃，益气血，益智安神。适用于胃病患者。

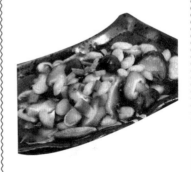

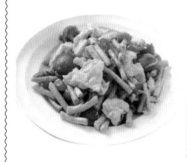

茶树菇炒鸡蛋

【原料】鸡蛋5个，茶树菇80克，辣椒5克，姜、蒜、食用植物油、胡椒粉、食盐各适量。

【制法】将鸡蛋打散，加食盐搅匀；茶树菇切小段；辣椒切小段；姜切丝；蒜去皮，拍破。起锅倒入食用植物油烧热，下鸡蛋滑散，铲起。余油爆香姜、蒜，下茶树菇翻炒至软，加辣椒、胡椒粉炒匀，倒入鸡蛋炒匀，下食盐调味即可。

【用法】佐餐食用。

【功效】益气健胃，补虚扶正，滋阴，宁心安神。适用于胃病、脂肪肝、高血压等患者。

黄瓜姜丝海蜇

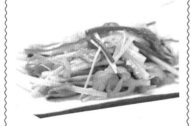

【原料】黄瓜、水发海蜇各200克，姜、食盐、醋、香油各适量。

【制法】将黄瓜、姜分别切成细丝。将水发海蜇放入清水中浸泡，洗去食盐分和矾，切成细丝后入清水中浸泡，放入热水锅中氽一下，捞出沥干，放入碗中。加入黄瓜丝、姜丝拌匀，再加食盐、醋、香油，拌匀即可。

【用法】佐餐食用。

【功效】延年益寿，抗衰老。适用于胃病、肥胖、高血压、高血脂、水肿、嗜酒等患者。

扁豆炒土豆

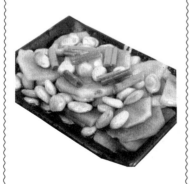

【原料】扁豆200克，土豆200克，花生油、食盐、葱花、姜末各适量。

【制法】将土豆洗净，去皮切片；将扁豆洗净，放沸水中煮熟。锅内加入适量花生油烧热，下姜炝锅，下土豆炒熟。加入扁豆继续翻炒片刻，加入食盐调味，撒葱花即成。

【用法】佐餐食用。

【功效】补脾益胃，补肺补肾。适用于胃病患者。

炒韭菜

【原料】韭菜 500 克，食盐、食用植物油各适量。

【制法】将韭菜择洗干净后沥水，再切段。炒锅置旺火上烧热，倒入植物油烧至八成热，放入韭菜快速煸炒。加入食盐，煸炒数下至熟即可起锅。

【用法】佐餐食用。

【功效】益肝健胃，补肾温阳。适用于胃病、脂肪肝等患者。

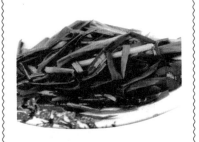

蒸笼沙虾

【原料】河虾 150 克，松针 75 克，芥末、酱油各适量。

【制法】将河虾剪去长须，去泥肠，洗净。蒸笼上铺好松针，再将沙虾摆在松针上，将笼盖盖紧，大火蒸 2 分钟。食用时蘸芥末、酱油即可。

【用法】佐餐食用。

【功效】降血脂、降胆固醇，调压养胃。适用于胃病、风湿病等患者。

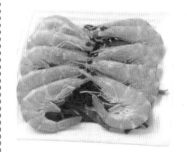

银芽海带丝

【原料】绿豆芽 100 克，海带丝 50 克，大蒜、醋、白砂糖、食盐、香油各适量。

【制法】海带丝洗净，放入沸水中煮熟，捞出晾凉备用；大蒜切末。绿豆芽洗净，放入沸水中汆烫，捞出待凉，加入醋腌拌。将海带丝、绿豆芽装在碗中，加大蒜末、白砂糖、食盐、香油，拌匀即可。

【用法】佐餐食用。

【功效】补脾益肾，清热解毒，醒酒利尿。适用于胃病患者。

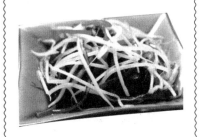

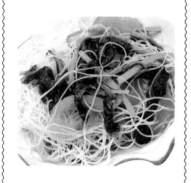

番茄拌菠菜

【原料】菠菜 50 克，番茄 250 克，粉丝 25 克，白糖、食盐、醋各适量。

【制法】粉丝用水泡软，放开水锅中煮熟，捞出晾凉后，切段，放少许食盐拌匀，待用；番茄洗净，放开水中烫一下，剥皮，去蒂，切片。菠菜洗净，放开水中焯熟，捞出沥水晾凉，切段待用。取一干净的菜盘，将粉丝段放盘内，放入番茄片，最后放菠菜段，撒上白糖，浇入醋，拌匀即可。

【用法】佐餐食用。

【功效】健胃消食，生津止渴，清热解毒，凉血平肝，补血养血，增进食欲。适用于胃病、脂肪肝等患者。

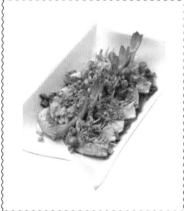

双色蒜蒸虾

【原料】活虾 400 克，蒜、食盐、料酒、葱、食用植物油各适量。

【制法】将虾去头留尾，开背去泥肠线，加食盐、料酒腌制片刻。蒜去皮衣，拍碎。先把虾排放在盘中，撒上碎蒜末拌匀后，蒸熟。另起油锅，爆香蒜末至金黄色，淋在撒了葱花的虾肉上即可。

【用法】佐餐食用。

【功效】补血养颜，活血祛寒，通经活络，抵御寒冷刺激。适用于胃病患者。

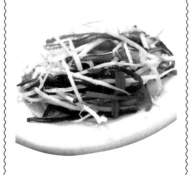

素拌三丝

【原料】绿豆芽 200 克，红辣椒 1 个，木耳 60 克，醋、白砂糖、食盐、酱油、香油各适量。

【制法】绿豆芽洗净，木耳洗净切丝，一起放入沸水中汆烫，捞起晾凉；绿豆芽、木耳丝、醋、食盐、白砂糖搅拌均匀，放进冰箱冷藏。食用时取出，加入酱油、香油调匀，即可。

【用法】佐餐食用。

【功效】养胃生津，滋阴壮阳，利尿通便。适用于胃溃疡患者。

藕夹山楂

【原料】鲜藕300克，山楂糕200克，白糖15克。

【制法】将鲜藕洗净，刮去外皮，切成0.3厘米厚的片，放入开水锅中焯透，放入凉开水中过凉，再捞出沥干水分，放入盘中。山楂糕切成比藕片略小的片，用两片藕夹一片山楂糕，逐个夹好后码入盘中。锅上火，放入白糖和清水，小火烧开并收浓糖汁，离火晾凉后将糖汁浇在藕片上即成。

【用法】佐餐食用。

【功效】开胃消食，化瘀降脂，消积减肥。适用于胃病、脂肪肝等患者。

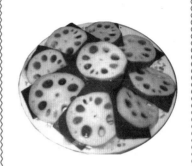

太湖银鱼

【原料】银鱼300克，鸡蛋、笋丝各100克，韭菜段、黑木耳各30克，酱油、料酒、食用植物油、白汤、食盐、糖各适量。

【制法】将银鱼摘去头尾，洗净；鸡蛋磕入碗中，加食盐搅散笋丝入开水锅中氽片刻后捞出黑木耳泡发、洗净、沥干。锅内放入食用植物油烧热，下银鱼煸炒，将银鱼倒入鸡蛋液中搅匀。锅内放食用植物油烧热，倒入银鱼和鸡蛋液，两面煎黄。待蛋饼煎熟后，将蛋饼切成四大块，加入料酒、酱油、食盐、糖、白汤，倒入笋丝、黑木耳，加盖用小火焖烧两三分钟，大火收汁，放入韭菜段即可。

【用法】佐餐食用。

【功效】提高人体免疫力。适用于胃病患者。

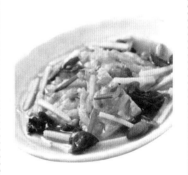

三丝炒银芽

【原料】绿豆芽100克，胡萝卜100克，韭菜50克，木耳30克，蒜蓉、食盐、花生油各适量。

【制法】将绿豆芽洗净，韭菜洗净切段，胡萝卜洗净切丝，木耳浸透后洗净切丝。锅内放花生油烧热，放入胡萝卜丝、木耳丝、韭菜段、绿豆芽煸炒。炒至熟时，再加蒜蓉、食盐炒匀，即可。

【用法】佐餐食用。

【功效】益肝明目，解毒清肠，补血美容。适用于胃病患者。

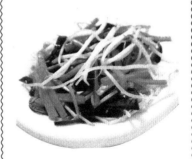

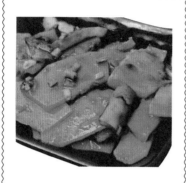

蚝油南瓜片

【原料】南瓜 500 克，蚝油、食盐、大蒜、白糖、湿淀粉、食用植物油各适量。

【制法】将南瓜去瓤，切薄片；大蒜切末。起油锅，下蒜片微炸出香味，倒入南瓜片翻炒，加入食盐、蚝油、白糖。再略烧半分钟，加湿淀粉勾芡，即可出锅装盘。

【用法】佐餐食用。

【功效】开胃消食，温中散寒，补肝益肾。适用于胃病、脂肪肝等患者。

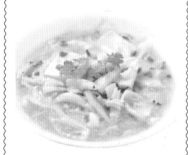

银鱼稀卤豆花

【原料】银鱼 300 克，豆腐 200 克，鸡蛋 100 克，香菇末、水淀粉、香菜末、葱、姜、食盐、香油、食用植物油各适量。

【制法】银鱼洗净，豆腐切块。锅内倒入水，放入豆腐，加入食盐、淀粉煮 5 分钟左右取出，放入碗中，再放入香菇末、香菜末。锅内倒入食用植物油，下葱、姜煸炒出香味，倒入水，沸腾后放入银鱼，加食盐调味，用水淀粉勾芡，打入鸡蛋花，淋香油，浇在豆花上即可。

【用法】佐餐食用。

【功效】颐养神经，软化血管，益智养胃。适用于胃病患者。

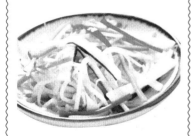

黄瓜拌豆芽

【原料】绿豆芽 400 克，黄瓜 100 克，胡萝卜 100 克，葱段、姜丝、食盐、醋、芝麻油各适量。

【制法】黄瓜洗净，直刀切成片，再切成细丝；胡萝卜也切成丝，撒上食盐稍腌制。将绿豆芽拣去杂质洗净，入沸水锅里焯熟，捞出，控去水。把黄瓜丝、绿豆芽放入碗内，加入胡萝卜丝、葱段、姜丝拌匀，最后浇上醋、芝麻油即可。

【用法】佐餐食用。

【功效】健脾消食，清热解毒，利水消肿。适用于胃病患者。

茼蒿伴春头

【原料】茼蒿 500 克，荠菜 500 克，籼米粉 50 克，胡椒粉、香油、食盐各适量。

【制法】将茼蒿、荠菜分别除去老叶，洗净，切成细末。将茼蒿末、荠菜末以食盐、籼米粉拌匀。将拌好的菜置笼中，以大火沸水蒸 30 分钟取出，撒上胡椒粉，淋上香油即成。

【用法】佐餐食用。

【功效】消炎抗菌，增强体内维生素 C 的含量，有抗病毒的作用。适用于胃痉挛、胃溃疡、痢疾、肠炎、脂肪肝、干眼病、夜盲症等患者。

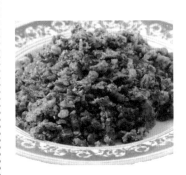

香糟烧鲤鱼

【原料】鲤鱼 750 克，排骨 150 克，香糟汁、姜片、葱条、食盐、糖、食用植物油各适量。

【制法】将鲤鱼宰杀洗净切两段，排骨斩块。将鲤鱼入食用植物油锅煎至两面金黄色，取出。砂锅中倒入食用植物油，中火烧热，入姜片、葱条、排骨爆香，加煎鱼、食盐、糖，将糟汁淋在鱼面上，加盖，用中火烧 30 分钟至香味透出，原煲上席。

【用法】佐餐食用。

【功效】滋阴壮阳，益精补血。适用于胃病、气血不足、阴虚纳差等患者。

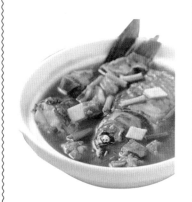

香炒银芽

【原料】绿豆芽 300 克，食用植物油、姜丝、葱花、干红辣椒丝、香油、酱油、食盐各适量。

【制法】绿豆芽择洗干净，下沸水中焯烫片刻，立即捞出，沥净水分备用。炒锅上火，加油烧热，放姜丝炝锅，下入绿豆芽、干红辣椒丝煸炒。煸炒片刻后，加食盐、酱油翻炒均匀，淋香油，撒上葱花即可。

【用法】佐餐食用。

【功效】清肠胃，解毒热，利水消肿。适用于胃病患者。

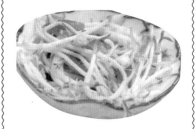

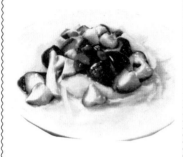

冬菇烧白菜

【原料】鲜冬菇 100 克，大白菜 200 克，蒜片、食盐、白糖、鲜汤、食用植物油各适量。

【制法】冬菇整理冲洗干净，切成片待用。大白菜摘洗干净，切成段待用。锅上火放油烧热，投入蒜片煸香，下冬菇炒制片刻，添加适量鲜汤、食盐、白糖，大火烧开煮约 10 分钟用碗盛起。净锅继续上火倒入油烧热，投入白菜翻炒至断生，下炒好的冬菇翻炒均匀，加入食盐、调味，出锅装碗即成。

【用法】佐餐食用。

【功效】补益肠胃，止咳化痰，调理气机，抗癌。适用于胃炎、高血压、冠心病、肿瘤患者体质虚弱、肥胖症、脂肪肝、肝炎、脑血管病等患者。

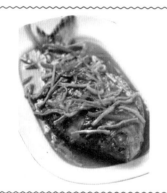

油焖武昌鱼

【原料】武昌鱼 500 克，猪肥膘肉 50 克，笋干、食用植物油、料酒、糖、酱油、食盐、姜末、葱、红椒各适量。

【制法】将武昌鱼宰净，用酱油抹匀，腌片刻。将鱼入油锅炸至两面金黄色。将猪肥膘肉、红椒、葱、笋干入锅煸炒。放入武昌鱼，加入料酒、姜末、酱油、糖、食盐、水烧开，盖上盖，小火焖 10 分钟即可。

【用法】佐餐食用。

【功效】防癌，抗癌，促进消化。适用于胃病患者。

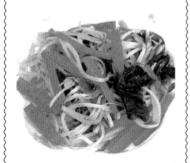

菠菜拌豆芽

【原料】绿豆芽 150 克，菠菜 100 克，胡萝卜 100 克，水发粉丝 50 克，香干丝 50 克，食盐、酱油、香油、醋、芥末各适量。

【制法】绿豆芽洗净，胡萝卜洗净切丝，菠菜洗净切段，分别投入沸水锅内焯一下；芥末加水适量调成芥末汁。将绿豆芽、胡萝卜丝、菠菜、水发粉丝和香干丝一起放入盆内。加入食盐、酱油、醋、芥末汁和香油，拌匀即成。

【用法】佐餐食用。

【功效】利五脏，通血脉，利水消肿。适用于胃病、消化不良、食欲减退等患者。

三丝炒绿豆芽

【原料】绿豆芽 400 克，胡萝卜 50 克，韭菜 50 克，黑木耳 30 克，食盐、食用植物油、蒜蓉各适量。

【制法】将绿豆芽洗净，去根须；韭菜摘洗干净，切成段；胡萝卜切成丝；黑木耳浸透，切成丝。将炒锅置火上，加入适量食用植物油烧热，下入绿豆芽，加食盐快速翻炒。倒入韭菜、胡萝卜丝、木耳丝一起炒，待熟时，加蒜蓉调味炒匀，出锅装盘即可。

【用法】佐餐食用。

【功效】清胃涤肠。适用于胃病、脂肪肝、心脑血管疾病、结石症等患者。

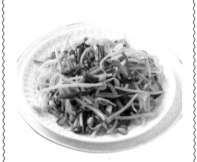

清蒸武昌鱼

【原料】武昌鱼 500 克，水发香菇 50 克，熟火腿、鸡油、食用植物油、鸡汤、葱、姜、食盐、料酒、胡椒粉各适量。

【制法】将鱼去鳃、鳞，剖腹去内脏，洗净，在鱼身两面切刀花，撒上食盐，盛入盘中；水发香菇和熟火腿切成薄片，互相间隔着摆在上面，撒上葱、姜、淋上料酒。将鱼放入微波炉中高火蒸 10 分钟取出。将食用植物油、蒸鱼的汤汁连同鸡汤放入微波炉中高火蒸 1 分钟，之后加入食盐、鸡油。将之前做的调汁浇在鱼上面，撒上胡椒粉即可。

【用法】佐餐食用。

【功效】和中开胃。适用于食欲减退、身体虚弱、大便秘结等患者。

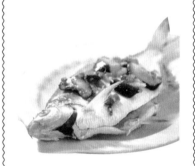

菜胆炖香菇

【原料】干香菇 50 克，白菜胆 300 克，花生油、姜片、葱节、上汤、食盐各适量。

【制法】香菇洗净，剪去蒂，用清水浸发；白菜胆洗净切整齐。将香菇、白菜胆一起放入炖盅内；加入花生油、食盐、上汤、姜片、葱节，入笼隔水炖约 0.5 小时。取出炖盅，去掉姜片、葱节，撇去汤面上的油即可。

【用法】佐餐食用。

【功效】补肝肾，健脾胃，益气血。适用于胃病、消化不良、食欲减退等患者。

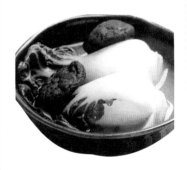

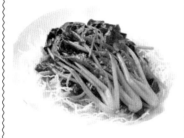

银丝菠菜

【原料】菠菜 500 克，细粉丝 100 克，食用植物油、水淀粉、食盐、糖、姜各适量。

【制法】将细粉丝洗净，沥干水分；菠菜洗净，切成段；姜洗净，切成末。将炒锅置火上，加入适量食用植物油烧至八成热，下入粉丝炸至酥香，捞出装盘。炒锅内留底油，下入姜末炝锅，倒入菠菜段用大火煽炒，加食盐、糖调味炒匀，用水淀粉勾薄芡，盛在粉丝上即成。

【用法】佐餐食用。

【功效】开胃健脾。适用于胃病、脂肪肝等患者。

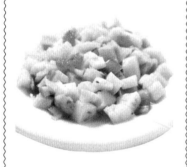

炒莲藕丁

【原料】莲藕 300 克，青红尖椒各 25 克，花生油、水淀粉、大葱、香油、清汤、食盐、白砂糖各适量。

【制法】莲藕洗净切丁，放沸水锅内烫一下；青、红尖椒洗净，斜切成小段；大葱切粒。起油锅烧热，放入青、红尖椒段，用旺火爆炒片刻，盛出。另起油锅，放入葱粒炝锅，加入食盐、白砂糖和清汤烧沸，用水淀粉勾芡，倒入青、红尖椒和莲藕丁，快速翻炒均匀，淋上香油即可。

【用法】佐餐食用。

【功效】帮助消化，温中散寒，开胃消食。适用于胃纳不佳，食欲减退等患者。

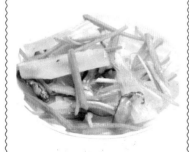

香菇莴苣炒萝卜

【原料】香菇 100 克，莴苣 200 克，胡萝卜 100 克，青椒 1 个，大葱、姜、色拉油、水淀粉、食盐、酱油各适量。

【制法】莴苣去皮洗净切片，香菇泡软洗净切丝，分别入沸水中焯一下；胡萝卜、青椒分别洗净，切成丝。大葱、姜洗净切丝；食盐、酱油、水淀粉调成味汁。起油锅，下葱、姜丝煽炒片刻，下入香菇丝、莴苣片、胡萝卜丝、青椒丝颠炒几下，加入味汁翻炒几下即成。

【用法】佐餐食用。

【功效】健脾胃，止腹痛，行气活血。适用于胃病患者。

黄瓜炒鸡蛋

【原料】黄瓜 30 克，鸡蛋 100 克，植物油、姜片、食盐各适量。

【制法】黄瓜洗净，斜刀切片；鸡蛋打散加食盐拌匀。炒锅置火上，加入植物油烧热，下蛋液煎成金黄色，炒散。另起油锅，放入姜片炒香，加入黄瓜炒熟，放入炒好的鸡蛋，调入少许食盐，炒匀装盘即成。

【用法】佐餐食用。

【功效】护肝养胃，补阴益血，除烦安神。适用于胃病、脂肪肝等患者。

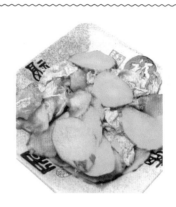

平菇煮蛋

【原料】平菇 30 克，鹌鹑蛋 100 克，清汤、食盐各适量。

【制法】平菇去根蒂后洗净，撕小块。鹌鹑蛋煮熟剥壳。炖盅内放入平菇和适量清汤，加入鹌鹑蛋，混合均匀后隔水炖 40 分钟，起锅前加食盐调味即可。

【用法】佐餐食用。

【功效】滋补脾胃，补气和血，益气补肾。适用于慢性胃炎、胃和十二指肠溃疡、肝炎、软骨病、高血压等患者。

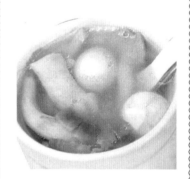

鲜烧双菇

【原料】鲜香菇、鸡腿菇各 150 克，油菜心 100 克，花生油、葱节、姜块、食盐、酱油、水淀粉各适量。

【制法】鸡腿菇洗净切成片；鲜香菇洗净也切成片；油菜心切去头尾，洗净。起油锅，烧至八成热，下入鸡腿菇、鲜香菇，加葱节、姜块煸炒，炒至汁出，用小火烧 10 分钟，拣去葱姜，将鸡腿菇、香菇盛出。锅中留底油烧热，下油菜心煸炒片刻，下鸡腿菇、鲜香菇，加水稍焖，加食盐、酱油调味，用水淀粉勾芡即成。

【用法】佐餐食用。

【功效】健脾益胃，清心安神。适用于胃病、消化不良、食欲减退、痔疮等患者。

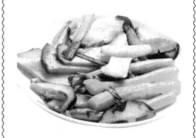

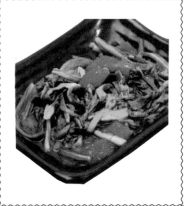

酱茼蒿

【原料】茼蒿 500 克，番茄 1 个，花椒 5 克，姜、蒜各 10 克，植物油、食盐、醋各适量。

【制法】茼蒿洗净后切段装盘；姜、蒜捣蓉；番茄去皮，切四瓣。起油锅，下花椒爆香，番茄入锅，加姜、蒜蓉和少许水熬酱。将熬好的酱淋在茼蒿上，加食盐、醋拌匀即可。

【用法】佐餐食用。

【功效】健脾开胃，消食利气，养心安神。适用于胃病、脂肪肝等患者。

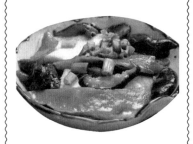

豆腐焖香菇

【原料】鲜香菇 150 克，豆腐 2 块，火腿 50 克，葱花、食盐、水淀粉、白砂糖、酱油、食用植物油各适量。

【制法】将豆腐切长方块；香菇洗净，切成小块；火腿切片。起油锅，放入豆腐块炸至金黄色，倒入漏勺沥油。锅内留底油，加入香菇、白砂糖、酱油和适量的水煮沸，再放入豆腐，加食盐、火腿片，用中火烧至入味，用水淀粉勾薄芡，撒葱花即可。

【用法】佐餐食用。

【功效】补中益气，清热润燥，生津止渴，清洁肠胃。适用于胃病患者。

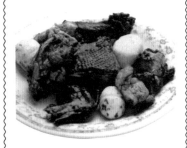

乌鸡焖栗子

【原料】乌鸡 750 克，栗子 100 克，花生油、白砂糖、黄酱、水淀粉、料酒、酱油、香油、葱花各适量。

【制法】乌鸡洗净，剁块；栗子洗净，在表面切一小口，放入沸水锅中煮至熟，去皮取栗子肉。起油锅，放入黄酱煸炒片刻，加上料酒、酱油、白砂糖和乌鸡块，加适量清水烧 30 分钟。再放入栗子肉，用中小火再烧焖 10 分钟至鸡熟栗香，用水淀粉勾芡，撒葱花，淋上香油即成。

【用法】佐餐食用。

【功效】益气神脾，健胃，强筋健骨，延缓衰老。适用于胃病患者。

凉拌黄瓜

【原料】嫩黄瓜 300 克，西红柿 2 个，熟芝麻少许，芝麻酱、食盐、鲜酱油、醋、香油各适量。

【制法】黄瓜洗净，去瓤，切成条，加入少许食盐腌制约 10 分钟，滗去水，装入稍大的碗中。西红柿去蒂，冲洗干净，用开水稍烫后，撕去皮，挖去籽，再切成小块，放入装黄瓜的碗中。将芝麻酱放入小碗中，用少许凉开水调开，加入酱油、醋、食盐等调味料调匀成汁，浇在黄瓜、西红柿上拌匀，装盘后撒上熟芝麻即成。

【用法】佐餐食用。

【功效】健胃消食，清热止渴。适用于胃病、各种类型脂肪肝及高脂血症等患者。

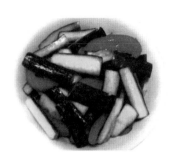

鲜蒸鹌鹑

【原料】鹌鹑 3 只，当归 15 克，花生油、姜、红枣、葱、生抽、食盐、料酒、干淀粉各适量。

【制法】鹌鹑洗干净，斩成块；红枣切成片，姜切片，葱切段。将鹌鹑块、当归、红枣、姜片、葱段放在碗中，加花生油、生抽、食盐、料酒拌匀，再放入适量干淀粉拌匀。将拌匀的原料铺于碟中，放入蒸笼中蒸约 10 分钟即可。

【用法】佐餐食用。

【功效】健脾益胃，补气养血，安神。适用于胃病患者。

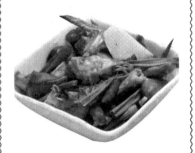

猴头菇炒冬笋

【原料】猴头菇 100 克，冬笋 300 克，植物油、葱、姜、食盐各适量。

【制法】猴头菇泡发洗净切片，冬笋洗净切片，葱切花，姜切末。起油锅，爆香姜末，放猴头菇、冬笋入锅翻炒。加点水煎至猴头菇片松软，再加适量食盐、葱花调味翻炒即可。

【用法】佐餐食用。

【功效】和中润肠，清热益肺。适用于胃病、食欲减退等患者。

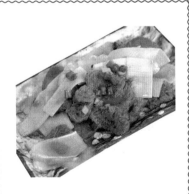

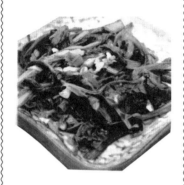

凉拌茼蒿

【原料】茼蒿 500 克，牛肉 100 克，姜、蒜、酱油、香油、醋、食盐、植物油、胡椒粉各适量。

【制法】茼蒿洗净切小段后沥干水分，姜、蒜捣蓉，牛肉剁成泥。将酱油、姜蓉、蒜蓉、醋、香油、食盐、胡椒粉放入碗中搅匀，下油锅和牛肉一起炒熟，盛出。茼蒿余水后捞出装盘，将炒熟的牛肉倒入拌匀，腌几分钟即可。

【用法】佐餐食用。

【功效】调和脾胃，养肝护肝，化痰止咳，降压补脑。适用于胃病、脂肪肝等患者。

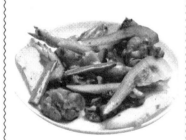

姜椒炒田鸡

【原料】田鸡 400 克，嫩仔姜 100 克，肉汤 50 毫升，湿淀粉、胡椒粉、食盐、葱白、食用植物油、料酒各适量。

【制法】鲜红甜椒、姜洗净切片；葱白切段；田鸡去头、皮及内脏洗净，斩成小件。将食盐、料酒、胡椒粉、湿淀粉、肉汤兑成芡汁；炒锅置旺火上，下食用植物油烧至五成热，下田鸡滑炒断生。下嫩仔姜、甜椒、葱白炒至出味时，烹入芡汁即成。

【用法】佐餐食用。

【功效】健脾补胃，开胃消食，清利湿热。适用于胃病患者。

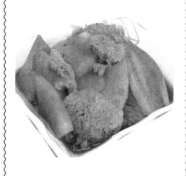

猴头菇炒木瓜

【原料】猴头菇 100 克，木瓜 300 克，辣椒、植物油、胡椒粉、酱油、食盐各适量。

【制法】猴头菇泡发洗净切片，入沸水中焯去苦味，捞出控干水；木瓜洗净切片，辣椒切段。起油锅，爆香辣椒，下猴头菇、木瓜翻炒。加胡椒粉、酱油和适量清水，煎至猴头菇片松软，最后放食盐调味，炒匀即可。

【用法】佐餐食用。

【功效】补肺益气，健脾和胃，止渴利水。适用于胃病患者。

凉拌藕片

【原料】花香藕 300 克，姜末、食盐、醋、香油各适量。

【制法】花香藕刮去表皮，洗净，切成薄片，用清水冲洗一下，沥水待用。将姜末、醋、少许食盐、和香油放入碗中，调成汁待用。锅上火倒入油烧热，放入藕片和调好的汁拌匀，待藕片入味，起锅装盘即成。

【用法】佐餐食用。

【功效】消暑开胃，减肥轻身。适用于胃病、脂肪肝、痛风合并单纯性肥胖症等患者。

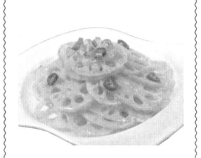

香滑烩羊肉

【原料】羊里脊肉 300 克，鸡蛋清半个，紫菜 5 克，草菇 50 克，大葱、香菜、花生油、鲜汤、水淀粉、淀粉、食盐、料酒各适量。

【制法】将羊里脊肉洗净，切成薄片，加上鸡蛋清和淀粉拌匀；紫菜用温水泡软，洗净备用；草菇洗净，放沸水里焯一下，捞出洗净；大葱洗净切丝；香菜去根洗净，切小段。净锅置火上，放油烧热，放葱丝爆锅，加入鲜汤烧沸，用筷子将羊肉拨入锅内氽至熟，撇去浮沫。锅内再加入草菇、紫菜烧烩 2 分钟，加入料酒、食盐调味，用水淀粉勾芡，撒上香菜段即可。

【用法】佐餐食用。

【功效】软坚散结，清热化痰，护肝健胃。适用于胃病患者。

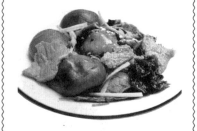

猴头香菇肉片

【原料】猴头菇 100 克，香菇 100 克，猪瘦肉 350 克，植物油、葱、蒜、食盐、酱油各适量。

【制法】猴头菇泡发洗净切片，香菇泡发洗净切片，猪瘦肉洗净切片，葱切花，蒜切片。起油锅，下肉片翻炒至八成熟，加蒜炒香，再加猴头菇、香菇和适量食盐、酱油翻炒。加适量开水，大火炖 2~3 分钟，改小火炖熟收汁，撒葱花即可。

【用法】佐餐食用。

【功效】补肝肾，健脾胃，抗癌益肾。适用于胃病、热病伤津、消渴羸瘦、肾虚体弱、产后血虚、肺喘燥咳等患者。

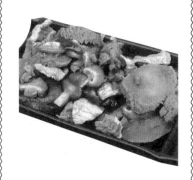

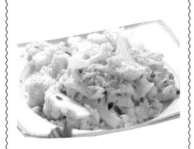

花椰菜炒蛋

【原料】嫩花椰菜（菜花）250克，鸡蛋2个，葱花、食用植物油、料酒、糖、食盐、酱油各适量。

【制法】将菜花洗净，择成小朵；鸡蛋磕入碗中，加食盐、料酒、酱油搅匀。把菜花入沸水锅中氽熟，捞起沥水。锅上火，放食用植物油烧热，下鸡蛋液炒至凝固，放菜花、糖，撒葱花，炒匀即成。

【用法】佐餐食用。

【功效】促进肠胃蠕动，有助于清除宿便。适用于胃病、脂肪肝等患者。

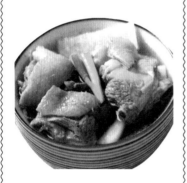

淮山煲羊肉

【原料】羊肉500克，鲜淮山药60克，草果、陈皮、良姜、胡椒、葱白、生姜、食盐各适量。

【制法】羊肉洗净，入沸水锅内焯去血水，捞出后洗净，切成小方块；鲜淮山药洗净去皮，切成片。草果、陈皮、良姜用洁净的纱布袋装好扎口；胡椒拍碎；葱白切成段；生姜洗净拍松；将羊肉块和以上药材袋置砂锅中，加入清水，放入淮山药、生姜、胡椒、葱白，先用大火烧沸后，撇去浮沫，转小火煨2~3小时，加食盐调味即成。

【用法】佐餐食用。

【功效】健脾补肺，益胃补肾，助五脏，强筋骨。适用于胃病患者。

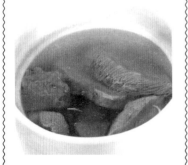

猴头菇炖猪肺

【原料】猴头菇100克，猪肺250克，姜、食盐各适量。

【制法】猴头菇泡发洗净切块；猪肺洗净切块，入沸水中焯去血水；姜切片。猪肺放锅内，加清水、姜片煮沸。猴头菇入锅中煮沸，转中火炖1.5小时，加适量食盐调味即可。

【用法】佐餐食用。

【功效】健脾养胃，助消化，利五脏。适用于胃病、气血不足、肠胃虚弱等患者。

木耳香菇烧芦笋

【原料】芦笋 500 克，香菇 100 克，木耳 150 克，湿淀粉、植物油、料酒、胡椒粉、鲜汤、食盐各适量。

【制法】将芦笋洗净切小段，香菇洗净切丝，木耳洗净切片。起油锅，放入香菇、木耳煸炒几下，加料酒炒片刻，加入胡椒粉和少量鲜汤烧焖一下，再加入芦笋同烧。用食盐、湿淀粉兑成芡汁，烹入锅内，炒匀起锅即可。

【用法】佐餐食用。

【功效】开胃健脾，清热益肝，养肝明目，和中润肠。适用于胃病、脂肪肝等患者。

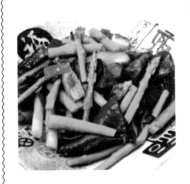

羊肉炒芹菜

【原料】羊肉 250 克，芹菜 100 克，蒜、姜、食盐、葱白、香油、料酒、酱油、耗油、植物油各适量。

【制法】羊肉洗净，切块；芹菜洗净切菱形片；蒜、姜分别切末；葱白切片。锅内加清水烧沸，放入羊肉，煮熟后起锅。起油锅，烧至六成热，放入蒜、姜炒香，再放入羊肉，烹入料酒、酱油、耗油推匀，加入葱白、芹菜片炒熟炒匀，淋香油，加食盐调味，即可起锅。

【用法】佐餐食用。

【功效】温胃健脾，强身健体，补虚扶弱。适用于因胃病引起的体弱乏力、脾胃虚弱等患者。

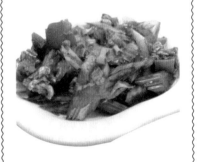

上汤金针菇

【原料】金针菇 100 克，西兰花 100 克，蒜片、白砂糖、食盐、上汤各适量。

【制法】将金针菇整理干净，切成段；西兰花改刀切成小朵，洗净。锅内加水烧沸，投入金针菇，几秒钟后捞起。另起锅，加入上汤、蒜片、金针菇、西兰花，约煮 3 分钟，调入食盐、白砂糖，即可出锅。

【用法】佐餐食用。

【功效】补肾填精，健脑壮骨，补脾和胃。适用于胃病患者。

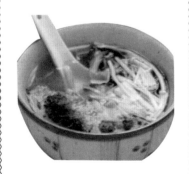

清炒苦瓜

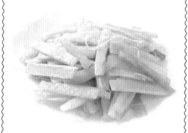

【原料】苦瓜 450 克，食用植物油、姜、葱、食盐各适量。

【制法】将苦瓜洗净，去籽、瓤，切成细丝，用食盐稍腌出水，捞出，洗净，入沸水锅中余水，捞出沥水；姜洗净，切成丝；葱洗净，切成段。将炒锅置火上，加适量食用植物油烧热，下入姜丝、葱段，略爆炒一下。随即放入苦瓜丝爆炒片刻，加食盐略炒，出锅装盘即可。

【用法】佐餐食用。

【功效】健脾开胃，增进食欲，利尿活血，消炎退热，清心明目。适用于胃病、脂肪肝等患者。

白菜炒牛肉

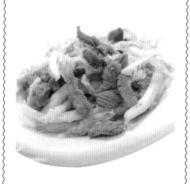

【原料】牛肉 250 克，白菜心 250 克，食用植物油、食盐、醋、红糖、香油、料酒、姜、葱、淀粉各适量。

【制法】将白菜心洗净，切成细丝；葱和姜洗净切丝。将牛肉洗净切成肉丝，加食盐、淀粉、醋腌 10 分钟。起油锅，放入腌好的牛肉，翻炒几下，倒入料酒，投入葱丝、姜丝，加适量水，盖上锅盖，焖约 2 分钟，再加入白菜丝，稍炒，拌入红糖、香油调味即可。

【用法】佐餐食用。

【功效】养胃生当，补气益血，化痰熄风。适用于胃病患者。

金针菇丝瓜

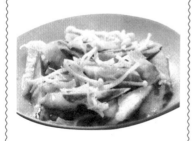

【原料】金针菇 150 克，丝瓜 600 克，干贝 75 克，油、葱、姜、食盐、水淀粉各适量。

【制法】丝瓜去皮切块；葱切段；姜切片；金针菇切除根部，洗净。干贝洗净移入蒸锅中蒸至熟软，取出，以手撕成丝。起油锅，爆香葱、姜，加入丝瓜以大火炒熟，再加入 1/4 杯水煮至丝瓜软烂，最后加入金针菇、干贝及食盐煮匀，淋入水淀粉勾芡，即可盛出。

【用法】佐餐食用。

【功效】清暑凉血，解毒通便，补脾和胃。适用于胃溃疡患者。

藕丝炒韭菜

【原料】韭菜 50 克，莲藕 300 克，植物油、食盐各适量。

【制法】将藕刮去外皮，洗净切丝；韭菜洗净切段。取锅烧热，入油适量，待油烧到七成热时，放入藕丝，煸炒片刻。锅内加少量水，盖上锅盖焖一会儿，再放韭菜、食盐，翻炒几下即可起锅。

【用法】佐餐食用。

【功效】益胃健脾，养血补益。适用于胃病、脂肪肝、肝病引起的厌食或食欲减退等患者。

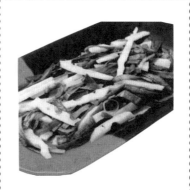

芥蓝炒牛肉

【原料】牛里脊肉 100 克，芥蓝 200 克，鸡蛋清 1 个，食用植物油、食盐、酱油、白砂糖、料酒、葱段、水淀粉各适量。

【制法】牛肉切成厚片，盛入碗中，加入鸡蛋清、少许料酒、食盐和水淀粉拌匀。将芥蓝洗净切斜段，放沸水中烫熟捞出，盛入盘中。锅置火上，放油烧热，下葱段，煸出香味，将拌好的牛肉片入锅翻炒至变色，加入酱油、白砂糖、料酒、食盐炒熟，用水淀粉勾芡，出锅倒在芥蓝上即可。

【用法】佐餐食用。

【功效】健脾养胃，助消化，益气血。适用于胃病患者。

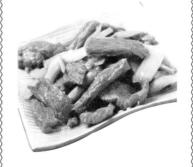

鸡丝炒金针菇

【原料】金针菇 200 克，鸡胸肉 150 克，冬菇 50 克，植物油、料酒、香油、食盐、葱、姜、鸡汤各适量。

【制法】将金针菇洗净；鸡胸肉洗净、切丝；冬菇泡发洗净切丝；葱、姜切细丝。起油锅，放入姜丝炝锅，随即加入鸡肉丝炒至八九成熟。再加入冬菇丝、料酒、鸡汤，翻炒后烧沸，加入金针菇、食盐，翻炒至熟，收汁，撒葱花拌匀，淋香油出锅装盘。

【用法】佐餐食用。

【功效】补脾和胃，益气养血，补肾益精。适用于胃病患者。

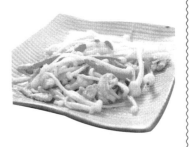

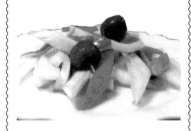

酸甜泡菜

【原料】白菜梗 400 克，干红辣椒 1 只，姜丝、糖精、白糖、醋、香油各适量。

【制法】白菜梗冲洗干净，切成菱形块待用。干辣椒去籽，切成细丝。锅上火添加适量开水，放入白菜梗焯水至断生，捞出沥干水分。另用锅加入适量清水、白糖烧开，倒入大碗中，加入糖精调匀，待冷却后，再倒入醋，然后放入白菜梗、红椒丝、姜丝浸泡约 2 小时。食用前，取出装盘。

【用法】佐餐食用。

【功效】健脾开胃，降低尿酸。适用于胃病、脂肪肝、痛风、高脂血症、肥胖症等患者。

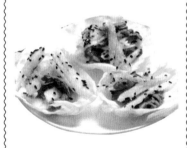

香拌滑牛肉

【原料】牛里脊肉 200 克，包菜、白梨、香菜、芝麻、葱末、蒜泥、醋、食盐、白砂糖、香油各适量。

【制法】将包菜用盐水洗净，放入盘中；香菜择洗干净，切末；白梨洗净去皮及核，切丝。将牛里脊肉切成丝，用醋拌匀后放入冷开水中加热烧沸煮熟，然后捞起，沥干水分待用。把牛肉丝、香油、香菜末、蒜泥、芝麻、食盐、葱末、白砂糖、白梨丝拌匀放入装有包菜的盘中即可。

【用法】佐餐食用。

【功效】助消化，强筋骨，健脾养胃。适用于胃病患者。

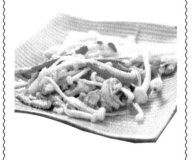

肉丝炒金针菇

【原料】猪里脊肉 200 克，金针菇 300 克，食用植物油、香油、酱油、葱段、姜丝、食盐各适量。

【制法】猪里脊肉切成丝；金针菇洗净，切段。炒锅烧热，加适量油，投入肉丝煸炒至变色，下葱段、姜丝爆香，加酱油，再下入金针菇。翻炒片刻，加食盐调味，淋上香油即可。

【用法】佐餐食用。

【功效】抗疲劳，抗菌消炎，提高机体免疫力。适用于胃病患者。

青椒土豆片

【原料】土豆 250 克，青椒 250 克，植物油、酱油、醋、白糖、食盐、花椒、大葱、姜各适量。

【制法】将青椒去蒂去子洗净，切成块；土豆去皮洗净，切成片；大葱、姜切片。炒锅放油烧热，下入土豆片炸至金黄色，捞出控油。另起油锅，下入葱片、姜片、花椒炒香，放入土豆片、青椒块煸炒，烹入醋、酱油，加白糖、食盐翻炒均匀，即可。

【用法】佐餐食用。

【功效】和胃健中，滋阴平肝。适用于乙型肝炎引起的脾胃不适、脂肪肝等患者。

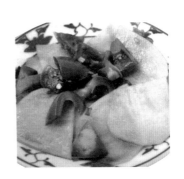

香焖牛肉

【原料】牛肉 400 克，八角、花生油、酱油、食盐、清汤、白砂糖、湿淀粉、香油、葱段、姜块各适量。

【制法】将牛肉切成方块，放入水锅中用小火烧沸，使肉内的污血透出，捞起吸干水分，用湿淀粉、酱油拌匀。炒锅内放花生油，将牛肉块放入油中，略炸后捞起。原炒锅内留少许油，放入葱段、姜块爆香，放牛肉、酱油、食盐、清汤、八角、白砂糖，大火烧沸，转小火慢焖约 1 小时，至熟烂时，去掉八角，用湿淀粉勾芡，淋香油即可。

【用法】佐餐食用。

【功效】温中止呕，防癌抗癌，保护胃黏膜。适用于胃病、脾胃虚弱、腹泻、倦怠无力等患者。

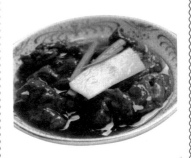

三丝金针菇

【原料】金针菇 50 克，青椒 15 克，香菇（鲜）30 克，料酒、酱油、食盐、胡椒粉、姜末、香油、醋各适量。

【制法】青椒、香菇分开洗净，切丝，各入沸水中焯一下；金针菇洗净，用水煮熟。把青椒丝、香菇丝、金针菇加入料酒、食盐、醋搅拌均匀装入盘中。把姜末、酱油、胡椒粉放碗中搅拌均匀，倒在盘子里，淋上香油。

【用法】佐餐食用。

【功效】养胃益气，润肠胃，生津液，健脾消食。适用于胃病患者。

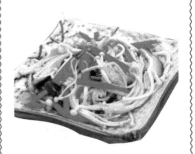

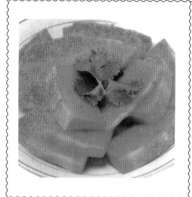

清蒸南瓜

【原料】南瓜 1500 克，白糖 50 克。

【制法】将南瓜洗净，除去里边的子和瓤，削去南瓜表皮，切厚片。将南瓜片一层一层地码在盘子里，在南瓜上适当撒些白糖。放入蒸笼中蒸熟即可。

【用法】佐餐食用。

【功效】健脾养胃，补中益气。适用于胃病、脂肪肝等患者。

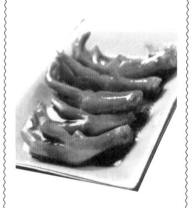

蚝油鸭掌

【原料】鸭掌 12 只，蚝油 60 克，花生油、酱油、葱段、姜丝、黄酒、清汤、食盐、白砂糖各适量。

【制法】鸭掌入沸水中煮约 3 分钟，捞出，沥干，趁热拌上黄酒、酱油抹匀。起油锅，鸭掌入锅炸至金黄色，捞起，迅速投入冷水盆中，浸至皮松软。原锅洗净，放入葱段、姜丝、清汤、蚝油、酱油、黄酒、白砂糖、食盐、鸭掌，用大火烧沸，收浓汁，起锅盛盘即可。

【用法】佐餐食用。

【功效】大补虚劳，滋五脏之阴，清虚劳之热。适用于胃病患者。

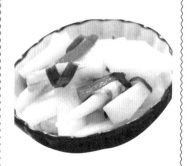

蒜苗炒淮山

【原料】淮山药 300 克，蒜苗 100 克，植物油、姜丝、食盐各适量。

【制法】将淮山药去皮，洗净，切成厚片。蒜苗择洗干净，切段；起油锅，放入姜丝，煸出香味，加淮山药片、蒜苗翻炒，加入食盐，翻炒至熟即成。

【用法】佐餐食用。

【功效】健脾补肺，益胃补肾，聪耳明目，助五脏。适用于胃病患者。

素炒卷心菜

【原料】卷心菜 300 克，植物油、食盐、酱油、花椒、大葱各适量。

【制法】卷心菜择洗干净，沥干水，斜刀切成象眼块；大葱切成 2～3 厘米长的段。炒锅置旺火上，加入植物油烧热，放入花椒炸出香味后捞出。放入葱段稍煸，放入卷心菜翻炒，加酱油、食盐拌炒均匀即可出锅。

【用法】佐餐食用。

【功效】补脾和胃，补肝明目，除烦安神。适用于胃病、脂肪肝等患者。

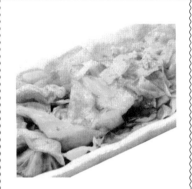

嫩滑烩鸭片

【原料】鸭胸脯肉 200 克，枸杞 15 克，松仁 15 克，花生油、鸡汤、葱花、姜末、食盐、料酒、水淀粉、胡椒粉各适量。

【制法】鸭肉切大片，加食盐和料酒拌匀；枸杞用温水泡软；松仁煸炒至熟。净锅置火上，放油烧热，放入鸭肉片滑散至熟，盛出。另起油锅，下姜末炝锅，放入鸡汤烧沸，加入枸杞、鸭肉片、食盐、料酒和胡椒粉，再沸后用水淀粉勾芡，撒上松仁、葱花，出锅即成。

【用法】佐餐食用。

【功效】健胃消食，养肝滋肾。适用于胃病患者。

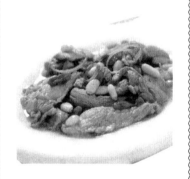

蚬肉煮水瓜香芋

【原料】香芋 200 克，水瓜 200 克，蚬肉 100 克，油、姜末、葱段、食盐、鲜奶各适量。

【制法】水瓜刮去外皮，洗净切块；香芋去皮洗净，切成菱形块；蚬肉汆水后捞起待用。另起油锅烧热，下姜末、葱段爆香，加入清水、香芋，慢火煮至香芋熟。投入水瓜、蚬肉，与香芋一起煮，调入食盐、鲜奶，煮至水瓜熟即可。

【用法】佐餐食用。

【功效】开胃益中，健脾活血，护肝明目。适用于胃病患者。

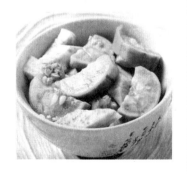

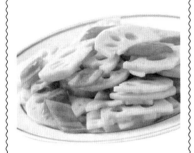

炒白花藕

【原料】莲藕 400 克，青椒 20 克，植物油、食盐、醋、料酒各适量。

【制法】藕去藕节，削去粗皮，对剖成两半，切成厚 2 毫米的片，放在清水中浸泡，淘洗掉切口的淀粉；青椒去蒂、去籽，洗净，切成 2 厘米大小的菱形片。锅放在旺火上倒入菜油烧至七成热时，放入青椒片略炒，加食盐、醋炒匀。加适量料酒、藕片，炒至藕片九成熟时，加食盐调味，出锅装盘即可。

【用法】佐餐食用。

【功效】开胃消食，化瘀降脂，消积减肥。适用于胃病、脂肪肝等患者。

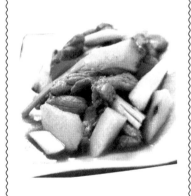

滑炒鸭片

【原料】鸭胸脯肉 400 克，冬笋 25 克，黄瓜 25 克，鸡蛋清 1 个，花生油、淀粉、食盐、酱油、料酒、香油、姜丝各适量。

【制法】把鸭胸脯肉洗净，切成片，放碗里，加上鸡蛋清、食盐、淀粉拌匀。冬笋入沸水中煮 5 分钟，捞出用冷水过凉，沥干，切成片；黄瓜切片。起油锅，放入鸭肉片滑散至熟，取出控净油。另起油锅，爆香姜丝，烹入料酒，放鸭肉片、冬笋和黄瓜，再加上酱油、食盐，快速颠锅炒均匀，淋上香油即成。

【用法】佐餐食用。

【功效】滋阴凉血，和中润肠，清热化痰，利膈爽胃，消食。适用于胃病患者。

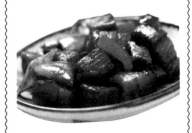

香芋五花肉

【原料】香芋 150 克，五花肉 250 克，花生油、老抽王、清汤、湿淀粉、生姜、红椒、葱、食盐、白砂糖各适量。

【制法】香芋去皮洗净切块，生姜切片，红椒切条，葱切葱花，五花肉切成 3 厘米见方的块。烧锅下油，油温 150℃时分别下香芋和五花肉，炸至金黄色至熟倒出。锅内留底油，放入生姜片、红椒条、香芋块、五花肉，加少许清汤、食盐、白砂糖、老抽王同烧，撒葱花，用湿淀粉勾芡即成。

【用法】佐餐食用。

【功效】益胃解毒，宽肠通便，补中益肝肾。适用于胃病患者。

糖醋韭菜

【原料】韭菜 300 克，醋 10 克，白糖、食盐、香油各适量。

【制法】韭菜择洗干净，放入沸水锅内汆一下，捞出切成小段；白糖、醋和食盐同放碗内，调成味汁。韭菜用食盐腌至入味，沥干水分。将腌好的韭菜段装入盘内，加入味汁和香油，拌匀即可。

【用法】佐餐食用。

【功效】益肝健胃，润肠通便。适用于胃病、脂肪肝等患者。

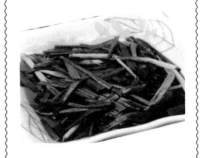

百合丝瓜炒鸡片

【原料】鸡胸肉 150 克，鲜百合 200 克，丝瓜 400 克，食用植物油、蒜蓉、姜片、香油、酱汁、料酒、食盐、湿淀粉各适量。

【制法】丝瓜去硬皮，洗净切件，用少许食盐、油略炒至软身，盛出；鲜百合剥成瓣后洗净，沥干水；鸡胸肉略冲洗，抹干后切成薄片。起油锅，爆香蒜蓉、姜片，将鸡肉投入，煸炒至九成熟。加入料酒、酱汁、食盐、丝瓜、鲜百合炒至熟，用湿淀粉勾芡，淋香油即可。

【用法】佐餐食用。

【功效】养胃。适用于胃病患者。

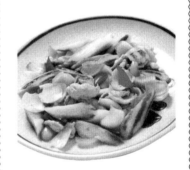

芋头香焖鸭

【原料】芋头 200 克，光鸭 400 克，冬菇 10 克，花生油、食盐、生抽、蚝油、姜片、葱段各适量。

【制法】芋头去皮洗净，切成块；光鸭斩件，飞水；冬菇浸发后切成片。锅内放油烧沸，投入芋头块炸至金黄色捞出，接着放入鸭块滑油，捞起。锅内留底油，放入姜片、葱段爆香，投入炸过的芋头和鸭块，加冬菇片及食盐、生抽、蚝油，加水，焖至鸭肉熟烂、汁尽收干，即可。

【用法】佐餐食用。

【功效】滋补五脏，养胃生津，宽肠通便。适用于胃病患者。

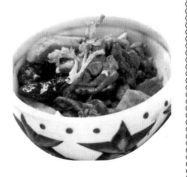

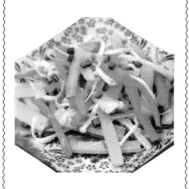

炒金针菇

【原料】金针菇 200 克，黄瓜 35 克，胡萝卜 35 克，食盐、料酒、香油、姜片、食用植物油各适量。

【制法】将金针菇去根洗净切段；黄瓜洗净切丝；胡萝卜去皮切丝。将金针菇和胡萝卜一起入沸水中余一下，捞出沥净水分。起油锅，下姜片爆香，烹料酒，加食盐，放入金针菇、黄瓜丝、胡萝卜丝，炒拌均匀，淋入香油，出锅装盘即可。

【用法】佐餐食用。

【功效】益肠胃，补肝，利尿消肿。适用于慢性胃炎、脂肪肝、肝炎等患者。

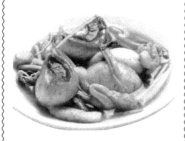

鸡片鲜蘑菇

【原料】鲜蘑菇 200 克，鸡胸肉 50 克，香菜 25 克，食用植物油、姜丝、清汤、淀粉、白砂糖、食盐各适量。

【制法】鲜蘑菇择洗干净，切成厚片，下入沸水中焯烫透，捞出沥净水分；鸡胸肉切成丝；香菜择洗净，切段。起油锅，下姜丝炝锅，放入蘑菇片、鸡丝煸炒片刻。加清汤、白砂糖、食盐、淀粉调好味，撒入香菜段，即可。

【用法】佐餐食用。

【功效】益气开胃，提高机体免疫力，抗癌养胃，益五脏。适用于胃病患者。

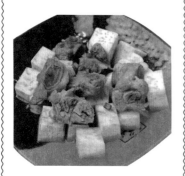

芋头蒸排骨

【原料】芋头 300 克，猪排骨（大排）300 克，椰子 1 个，酱油、料酒、食盐、葱花、姜末各适量。

【制法】将椰子从顶端钻一个小孔，把其中的鲜椰汁倒出；排骨用清水洗净，剁成段，入沸水中焯去血水；大芋头去皮洗净，切成小块。将芋头块和猪排段放入大碗中，放入酱油、料酒、食盐、姜末和鲜椰汁搅拌均匀，腌制 15 分钟。将腌制好的芋头块和猪排段装盘，再放入蒸锅中，用旺火隔水蒸半小时，取出，撒入葱花即可。

【用法】佐餐食用。

【功效】补中益气，益胃健脾，添精益髓。适用于胃病患者。

香菇炒山药

【原料】鲜山药 300 克，香菇 15 克，芹菜 100克，植物油、湿淀粉、酱油、食盐各适量。

【制法】将香菇洗净，用沸水泡约 10 分钟至变软，洗净切片，泡香菇的水留下备用；山药去皮洗净切小片，芹菜洗净切成相同大小的段。起油锅，依序加入香菇、山药、芹菜炒熟，接着倒入泡香菇的水煮沸。待汤汁略收干后，加入湿淀粉勾芡，加酱油和食盐调味即可。

【用法】佐餐食用。

【功效】滋肺养胃，健脾益气，补肾固精。适用于胃病、脂肪肝等患者。

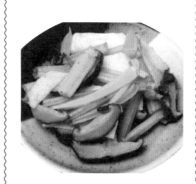

豆苗炒芙蓉鸡片

【原料】鸡肉 450 克，鸡蛋 1 个，猪肥膘 50 克，豌豆苗 35 克，水发冬菇 6 克，花生油、葱姜汁、鸡清汤、湿淀粉、料酒、食盐各适量。

【制法】将鸡肉、猪肥膘剁成蓉，加葱姜汁、料酒、鸡清汤、食盐搅匀，加鸡蛋清搅拌至上劲；冬菇洗净切片。起油锅，烧至三成热，用手勺将鸡肉蓉舀剁成柳叶片形逐片放入油锅内，待鸡蓉片炸成白玉色时，轻轻倒入漏勺沥油。锅中留少许底油，放入豌豆苗、冬菇煸炒，加料酒、鸡清汤、食盐烧沸，用湿淀粉勾芡，放入鸡蓉片，轻轻翻炒片刻即可。

【用法】佐餐食用。

【功效】提高机体免疫力，抗癌养胃，益五脏。适用于胃病患者。

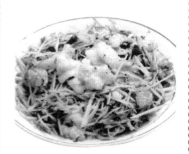

香炒莲藕圈

【原料】鲜藕 250 克，食用植物油、白砂糖、食盐、清汤、湿淀粉、花椒、香油各适量。

【制法】藕洗净切片，用凉水浸洗一下后捞出，沥净水分。起油锅，放入花椒粒炸出香味，捞出花椒不要，再放入藕片煸炒，加白砂糖、食盐，加适量清汤烧至入味。见汤汁稠浓时，用湿淀粉勾芡，淋上香油即可。

【用法】佐餐食用。

【功效】润胃肠燥，温中散寒，开胃消食。适用于胃病患者。

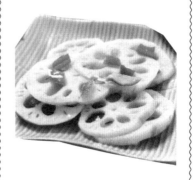

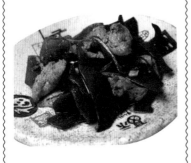

爆炒鸡肝

【原料】鸡肝300克，木耳（干）5克，大葱、大蒜、料酒、酱油、食盐、湿淀粉、醋、香油、植物油各适量。

【制法】葱切丝；蒜切末；将鸡肝剔去筋，洗净切片；木耳用水泡发，去蒂，洗净切丝。取一小碗，放入料酒、酱油、食盐、醋、水、湿淀粉、葱丝、蒜片，兑成芡汁备用。起油锅，放入鸡肝、木耳，拨散滑透，迅速烹入小碗中的调味芡汁，颠炒均匀，淋香油，即可。

【用法】佐餐食用。

【功效】补脾开胃，滋阴润肺，益气清肠，安眠健胃，补脑，润燥。适用于胃病，脂肪肝等患者。

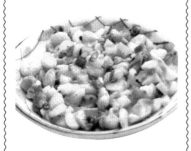

美味鸡丁

【原料】鸡胸肉150克，鲜淮山、黄玉米粒各150克，鸡蛋清1个，面粉、鸡清汤、色拉油、熟鸡油、淀粉、食盐、白砂糖、水淀粉、葱末各适量。

【制法】淮山去皮切粒洗净，玉米粒洗净，放沸水锅内煮熟，捞出过凉。鸡胸肉切丁，加鸡蛋清、淀粉和面粉搅匀，放沸水锅内焯一下，捞出。起油锅，用葱末炝锅，加鸡清汤、食盐、白砂糖烧沸，倒入鸡丁、淮山粒和玉米粒烧烩几分钟，用水淀粉勾芡，淋上熟鸡油即可。

【用法】佐餐食用。

【功效】温中补脾，益气养血，补肾益精。适用于胃病患者。

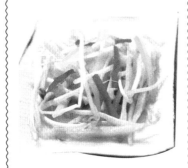

莲藕炒绿豆芽

【原料】莲藕100克，绿豆芽150克，食用植物油、食盐各适量。

【制法】将莲藕去皮切丝，绿豆芽摘去头尾。起油锅烧热，将鲜藕丝与绿豆芽煸炒至六成熟。加入食盐调味，翻炒至熟后出锅即可。

【用法】佐餐食用。

【功效】清热解毒，醒酒利尿，调五脏。适用于胃溃疡患者。

第四节 汤 肴 方

汤肴是以肉类、禽蛋类、水产类以及蔬菜类原料为主体，加入一定量的药物，经煎煮浓缩而制成的较稠厚的汤液。

冬菇白木耳瘦肉汤

【原料】猪瘦肉 100 克，冬菇 60 克，白木耳 20 克，调味品适量。

【制法】先将冬菇浸软，洗净，剪去冬菇脚备用。将白木耳浸软，洗净，除去蒂部杂质备用。将瘦猪肉洗净，用沸水焯过，与上述备料一起放入锅内，加入适量清水，用文火煮 1~2 小时，汤成调味后即可食用。

【用法】每日早、晚餐食用。

【功效】养阴益胃，润燥生津。适用于胃病、高脂血症气阴两虚等患者。

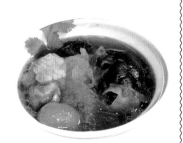

椰子燕窝鸡肉汤

【原料】鸡肉 250 克，瘦肉 150 克，椰子肉、火腿、燕窝、料酒、食盐各适量。

【制法】把鸡肉、瘦肉洗净切小块。把燕窝浸水去细毛，火腿切小片，椰子切成片。把燕窝、椰子肉、鸡肉、瘦肉、火腿放入砂锅内，再加入适量的清水，煮约 3 小时，加适量料酒、食盐即可。

【用法】佐餐食用。

【功效】健脾养胃。适用于慢性胃炎患者。

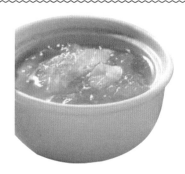

黑米鸡蛋汤

【原料】黑米 30 克，鸡蛋 1 个，桑寄生 30 克，蜜枣 15 克，食盐适量。

【制法】黑米浸泡一夜，洗净备用；桑寄生、蜜枣洗净；鸡蛋洗净外壳。将鸡蛋、桑寄生放入煲内，加清水煮 30 分钟，煲至鸡蛋熟透后，取出去壳。将去壳的鸡蛋与黑米、蜜枣一同放回煲内，煮沸后小火煲 1 小时，至黑米熟透，下食盐调味即可。

【用法】佐餐食用。

【功效】开胃益中，健脾活血，护肝明目。适用于胃病患者。

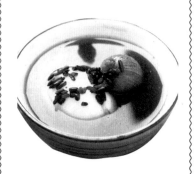

香菇冬瓜汤

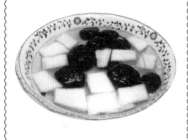

【原料】鲜香菇 50 克，冬瓜 300 克，葱段、姜片、食盐、料酒、鲜汤、食用植物油各适量。

【制法】冬瓜去皮、籽洗净，切成块。香菇去蒂，洗净，改刀成片。锅上火倒入油烧热，投入葱段、姜片煸香，下香菇略煸炒，再下冬瓜翻炒几下，烹入料酒，添加适量清水和鲜汤烧开，用小火煮约 10 分钟，加入食盐调味即成。

【用法】佐餐食用。

【功效】补脾益胃，益肝利水，降脂防癌。适用于胃病、高脂血症、冠心病、动脉硬化、糖尿病等患者。

罗汉果菜干鹌鹑汤

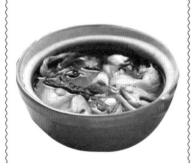

【原料】鹌鹑 500 克，猪瘦肉 100 克，罗汉果、白菜干各 50 克，陈皮 20 克，甜杏仁、苦杏仁各 9 克，食盐适量。

【制法】将白菜干浸透，洗净切段；罗汉果、陈皮洗净；甜杏仁、苦杏仁洗净去衣。将猪瘦肉洗净切丁，鹌鹑处理干净。在瓦煲内加水，用大火煮至水开，放入鹌鹑肉、猪瘦肉、甜杏仁、苦杏仁、陈皮、罗汉果、白菜干，待水再开，改用中火炖 3 小时，加食盐调味即可饮用。

【用法】佐餐食用。

【功效】改善缺铁性贫血，提供人体必需的脂肪酸。适用于胃病患者。

黑米红枣蛋汤

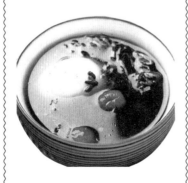

【原料】黑米 50 克，鸡蛋 2 个，红枣 20 克，祈艾 10 克，蜜枣 15 克，食盐适量。

【制法】祈艾洗净，用水浸泡；黑米洗净，用水浸泡；红枣去核，洗净；蜜枣洗净。鸡蛋洗净，煮熟后去壳，备用。将适量清水放入煲内，煮沸后加入黑米、去壳的鸡蛋、红枣、祈艾、蜜枣，猛火煲滚后改用慢火煲 1 小时，加食盐调味即可。

【用法】佐餐食用。

【功效】益气补血，暖胃健脾，滋补肝肾。适用于胃病及胃病手术后体虚的患者。

荷叶冬瓜扁豆汤

【原料】鲜荷叶 100 克，冬瓜 500 克，扁豆 25 克，赤小豆 50 克。

【制法】将鲜荷叶洗净，切大块；冬瓜洗净，连皮切块；扁豆、赤小豆洗净。将扁豆、赤小豆、荷叶块、冬瓜块一起放入锅内，加入适量清水，煲成浓汤即可。

【用法】佐餐食用。

【功效】消滞开胃，生津止渴，解暑清热，祛湿利尿。适用于胃病、高脂血症等患者。

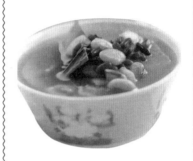

白果腐竹猪肚汤

【原料】猪肚 500 克，腐竹、酸菜各 100 克，白果 30 克，姜片、食盐、食用植物油、淀粉各适量。

【制法】将腐竹折成 2 指节长，洗净；酸菜洗净，浸泡 1 小时，切条丝状；白果去硬壳、心及红皮，洗净。将猪肚、翻转，用食用植物油、淀粉反复搓洗，以去除黏液和异味，洗净切片，飞水。将适量清水放入瓦煲内，煮沸后加入姜片、猪肚、腐竹、酸菜、白果，大火煲滚后，改用小火煲 3 小时，加食盐调味即可。

【用法】佐餐食用。

【功效】养胃，预防老年痴呆症。适用于胃病患者。

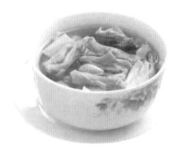

菠菜鸡蛋汤

【原料】菠菜、木耳各 100 克，鸡蛋 3 个，黄花菜 50 克，香油、清水、酱油、姜末、食盐各适量。

【制法】菠菜择洗净，切段；黄花菜、木耳用水浸透，去除杂质、硬梗，清洗干净；鸡蛋打入碗中，搅匀。将清水入锅，放入木耳、黄花菜、菠菜、姜末，大火烧沸。加食盐、酱油，倒入搅匀的鸡蛋，烧沸后淋上香油即可。

【用法】佐餐食用。

【功效】养胃益气，润肺补脑，止渴润肠。适用于胃病患者。

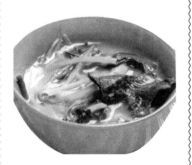

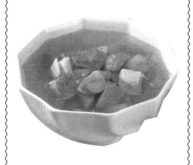

木瓜莲藕栗子汤

【原料】木瓜 150 克，莲藕 100 克，板栗 100 克，葡萄干 20 克，冰糖少许。

【制法】洗净的莲藕切成块；板栗去皮洗净，切块。木瓜切块。砂锅中加入清水烧开，倒入备好的板栗块、莲藕块和葡萄干，加盖煮沸后转小火煮 20 分钟，至食材熟软。放入木瓜块和冰糖，小火煮 10 分钟，至冰糖溶化，盛入汤碗即可。

【用法】佐餐食用适量。

【功效】养胃健脾，补肾强筋。适用于胃病、高脂血症等患者。

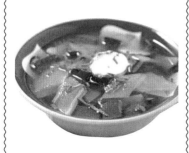

猪血莴笋汤

【原料】猪血 500 克，莴笋 200 克，当归、大蒜叶末、姜片、鲜汤、料酒、食盐、胡椒粉各适量。

【制法】将猪血洗净切大块。将莴笋去皮、叶，洗净后切片。将鲜汤入锅，加当归、姜片煮沸，放入莴笋，再煮沸后加入猪血、料酒、食盐，煮沸后加入胡椒粉、大蒜叶末，调拌即可。

【用法】佐餐食用。

【功效】养胃护心，利水降压。适用于胃病、高血压、水肿、心脏病等患者。

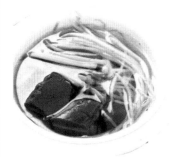

韭菜猪红汤

【原料】韭菜 80 克，猪红 500 克，黄豆芽 100 克，生姜 2 片，植物油、食盐各适量。

【制法】韭菜洗净，切成小段；黄豆芽洗净。猪红洗净，切成块状。将 1000 毫升清水放入瓦煲内，煮沸后下植物油、韭菜、黄豆芽、姜片，煮 5 分钟后放入猪红，慢火煮至猪红熟，加食盐调味即可。

【用法】佐餐食用。

【功效】温中开胃，解毒清肠，补血养颜。适用于胃病患者。

银耳百合汤

【原料】水发银耳 100 克，鲜百合 100 克，蒸熟的绿豆、食盐、胡椒粉、清汤各适量。

【制法】百合去黑根掰成小瓣，洗净待用。银耳洗净，撕成小朵。将银耳放入沸水锅中焖煨约 15 分钟，再加入百合焖煮约 5 分钟，捞出沥干水分，装入汤碗中，加入蒸熟的绿豆。锅上火倒入清汤烧开，用食盐调味，撒入胡椒粉，待微滚，倒入盛银耳、百合的汤碗中即成。

【用法】佐餐食用。

【功效】保肝护胃，降糖降脂。适用于慢性胃炎、胃溃疡、病毒性肝炎、糖尿病、高脂血症、慢性咳嗽、秋燥干咳等患者。

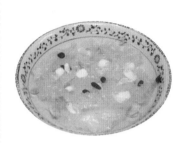

茯苓党参牛肚汤

【原料】牛肚 500 克，茯苓、党参、山药、生麦芽、陈皮、大料、姜、红枣各适量。

【制法】将牛肚刮去黑衣，洗净，切件。把牛肚入开水锅内，大火煮沸，改小火煲 30 分钟。加入茯苓、党参、山药、生麦芽、陈皮、大料、姜、红枣，煲 2 小时，调味即可。

【用法】佐餐食用。

【功效】消食化积，舒肝回乳。适用于食积不消，脘腹胀满，呕吐，泄泻，食欲减退等患者。

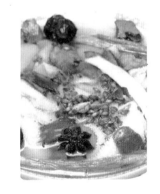

韭菜虾仁汤

【原料】韭菜 200 克，鲜虾 250 克，生姜 2 片，清水、食盐各适量。

【制法】韭菜去黄叶，洗净，切段。鲜虾去头、壳，洗净。煲内加入适量清水煮沸，放入韭菜、生姜，煮沸后放入虾仁煲熟，加食盐调味即可。

【用法】佐餐食用。

【功效】温中开胃，降低血压，补肾助阳。适用于胃病患者。

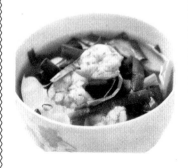

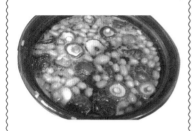

花生香菇瘦肉汤

【原料】花生仁 100 克，猪瘦肉 250 克，猪脊骨 200 克，核桃 50 克，黄豆 50 克，香菇 20 克，姜、食盐各适量。

【制法】将猪瘦肉、猪脊骨斩件；将花生仁、核桃、黄豆、香菇洗净；姜切片。砂锅内放清水煮沸，放猪瘦肉、猪脊骨氽去血渍，温水洗净。花生仁、核桃、黄豆、香菇、猪瘦肉、姜片、猪脊骨放炖盅内，加清水炖 2 小时，加食盐。

【用法】佐餐食用。

【功效】健脾养胃，补血养颜。适用于胃病、高脂血症等患者。

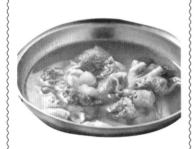

芪参陈皮羊肉汤

【原料】羊肉 500 克，黄芪、党参、当归头各 25 克，陈皮、红枣、食盐各适量。

【制法】拣选新鲜的羊肉（也可用急冻），斩件，放入滚水煮 5 分钟左右，捞起洗干净，沥干。将羊肉、黄芪、党参、当归头、陈皮、红枣一起放入已煲滚的水中。继续用中火煲 3 小时左右，以适量食盐调味，即可佐膳饮用。

【用法】佐餐食用。

【功效】健脾和胃。适用于脾胃不和、脘腹胀痛、不思饮食、呕吐呃逆等患者。

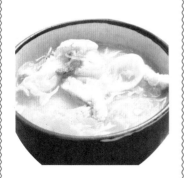

三丝白菜汤

【原料】大白菜 500 克，猪瘦肉 250 克，鸡蛋 2 个，粉丝 50 克，肉汤、食盐、蒜头、食用植物油、湿淀粉各适量。

【制法】将大白菜洗净切段，用开水焯一下捞出沥干；猪肉切细丝，用湿淀粉加少许食盐拌一下。鸡蛋打入碗中，加少许食盐搅匀，用煎锅摊成薄饼，切成细丝；粉丝用温水泡软；蒜切成末。起油锅，下入蒜末、猪瘦肉丝煸炒至快熟时，倒入肉汤、粉丝；汤沸后下入蛋皮丝，再沸时倒入焯过的白菜，再沸时马上关火，加食盐调味即可。

【用法】佐餐食用。

【功效】养胃生津，除烦安神。适用于胃溃疡患者。

黑鱼汤

【原料】活黑鱼 1 条（600 克），冬笋、鲜香菇各 50 克，香菜少许，葱花、姜片、蒜片、料酒、食盐、胡椒粉、食用植物油各适量。

【制法】黑鱼宰杀，整理清洗干净后，剁成约 2 厘米厚的段，鱼头劈开，冲洗干净。冬笋、香菇、香菜洗净，冬笋、香菇分别切片，待用。锅上火倒入油烧热，将鱼块下锅略煎，烹入料酒，添加适量清水、姜、蒜片，大火烧开略煮，下香菇、笋片，转小火煮至汤汁浓白时，加入食盐调味，出锅装碗，撒上葱花、胡椒粉即成。

【用法】佐餐食用。

【功效】补脾益胃，利水消肿。适用于脾胃气虚、身体虚弱、营养不良、各类水肿、贫血、痔疮、高血压、高脂血症、脚气等患者。

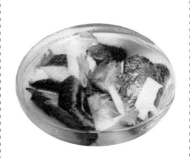

桂圆菠萝汤

【原料】菠萝 200 克，桂圆肉、红枣（干）各 100 克，白糖适量。

【制法】将菠萝肉切成小块，放入淡盐水中浸泡 10 分钟。将红枣洗净去核，桂圆肉、菠萝肉、红枣放入锅内，加入适量清水。用大火煮沸后转用小火煮 1~2 小时，加入白糖调匀即可。

【用法】佐餐食用。

【功效】刺激唾液分泌及促进食欲，提高机体对钙的吸收。适用于胃病、肺虚咳嗽、口干燥渴、醉酒、低血糖等患者。

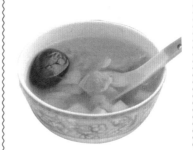

卷心菜汤

【原料】卷心菜 500 克，胡萝卜 200 克，芹菜 100 克，清水，蒜、葱、胡椒、食盐各适量。

【制法】胡萝卜洗净切块；芹菜洗净切段；卷心菜洗净切片；葱切花，蒜剁泥。架汤锅，加适量清水煮沸，放入胡萝卜、芹菜煮至八成熟。放入卷心菜煮熟，加蒜泥、葱花、胡椒、食盐调味即可。

【用法】佐餐食用。

【功效】补脾健胃，健脾消食，润肠通便。适用于胃病、食欲减退、腹胀、腹泻等患者。

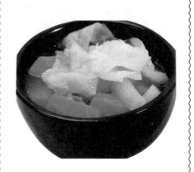

香菇萝卜汤

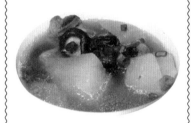

【原料】香菇60克，白萝卜250克，豌豆苗60克，黄豆芽汤、料酒、葱、姜、食盐各适量。

【制法】将香菇切细丝。豌豆苗择洗干净，下沸水焯一下，捞出。将白萝卜洗净后去外皮，切成丝，入沸水锅中余至八成熟。将锅置于火上，加黄豆芽汤及料酒，用旺火煮沸后，加入葱花、生姜丝、香菇、萝卜丝，煮沸后，放入豌豆苗，加入少许食盐，再煮至沸即成。

【用法】佐餐食用，适量。

【功效】养胃理气，化痰降压。适用于慢性胃炎、高脂血症、高血压等患者。

苹果核桃鲫鱼汤

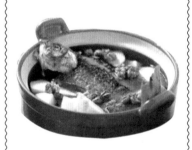

【原料】苹果100克，核桃肉60克，鲫鱼200克，姜、食用植物油、食盐各适量。

【制法】将苹果去皮、核，洗净，切成块状；鲫鱼去鳃、鳞，洗净；核桃肉洗净。将锅烧热下食用植物油、姜，将鲫鱼两面煎至金黄色。将适量水放入砂锅内，加入苹果、核桃肉，大火煲滚后，改用小火炖2小时，加食盐调味即可。

【用法】佐餐食用。

【功效】滋养脑细胞，增强脑功能。适用于胃肠病患者。

蛋蓉菜花汤

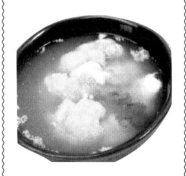

【原料】菜花200克，鸡蛋150克，肉汤、食盐、香菜段各适量。

【制法】把菜花掰成小朵洗净，入沸水中焯一下捞出，放冷水中过凉，捞出控干水。起汤锅，加入肉汤，放入菜花，烧沸后去浮沫；打入鸡蛋搅匀。撒香菜，放食盐调味即可。

【用法】佐餐食用。

【功效】健脑壮骨，补脾和胃，解热除烦。适用于胃溃疡、食欲减退、消化不良等患者。

芦笋鲫鱼汤

【原料】鲫鱼1条（约250克），芦笋100克，陈皮10克，姜丝、料酒、食盐、胡椒粉、醋、香油、食用植物油各适量。

【制法】鲫鱼处理干净，在鱼身两侧剞花刀。芦笋切段。陈皮用水泡软。锅上火烧热，用生姜擦锅后倒入油烧热，放鲫鱼煎至两面呈金黄色，烹料酒，加适量清水，加芦笋、陈皮、姜丝大火烧开后，滴少许醋，小火烧约15分钟，加食盐、胡椒粉调味，淋入香油即成。

【用法】佐餐食用。

【功效】和中开胃，益气健脾，利尿消肿。适用于胃病、高脂血症等患者。

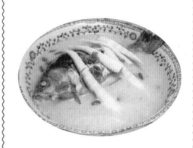

西洋参无花果鱼汤

【原料】无花果60克，西洋参50克，生鱼100克，姜、食盐、食用植物油各适量。

【制法】先将生鱼剖洗干净，去净鳞、鳃，斩成段，冲洗干净；西洋参切片；西洋参和无花果分别用清水洗干净，无花果切开边。用食用植物油起锅，放入生鱼、姜，将鱼身煎至微黄色以辟腥味。西洋参和无花果连同生鱼放入已经煲滚的水中，继续用中火煲2小时左右，以适量食盐调味即可。

【用法】佐餐食用。

【功效】静心凝神，消除疲劳，增强记忆力。适用于胃肠病患者。

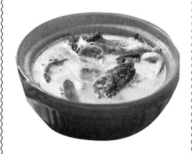

蚬肉番茄汤

【原料】番茄100克，蚬子300克，植物油、番茄酱、清汤、大葱、香菜、食盐各适量。

【制法】将蚬子外壳洗净，放沸水锅内焯至外壳张开，捞出。剥壳取蚬肉，再用清水洗净；番茄洗净，切片；大葱洗净，切丝；香菜洗净，切段。起油锅，倒入番茄酱煸炒片刻，加入清汤、食盐和番茄片煮3分钟，加入蚬子肉稍煮，撒上葱丝和香菜段，出锅盛在汤碗里即可。

【用法】佐餐食用。

【功效】健胃消食，清热解毒，补血养血，增进食欲。适用于胃病患者。

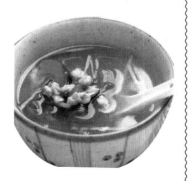

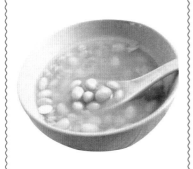

燕麦黄豆汤

【原料】干黄豆50克，燕麦50克，冰糖适量。

【制法】将干黄豆用清水浸泡一夜。将泡好的黄豆置入锅中，加入适量清水，先用大火煮至沸腾，再改用小火继续煮。直至黄豆烂熟，加入燕麦再煮5分钟，待粥汁浓稠后调入冰糖即可。

【用法】佐餐食用。

【功效】养胃理气，降脂。适用于慢性胃炎、高脂血症等患者。

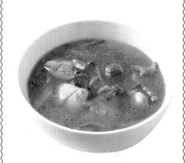

无花果茶树菇煲老鸭汤

【原料】老鸭200克，无花果100克，茶树菇100克，枸杞子、姜、食盐各适量。

【制法】先将老鸭砍成块，茶树菇用水洗净发透切成段，姜去皮切片。锅内烧水，待水开后，投入老鸭，用中火飞水，去净血渍，倒出待用。取瓦煲一个，加入老鸭、无花果、茶树菇、枸杞子、姜，加入适量水，用小火煲约2小时，然后调入食盐即可。

【用法】佐餐食用。

【功效】开胃，健脾止泻，抗火症，降血压，提高人体免疫力，抗衰老，降低胆固醇。适用于五痔、咽喉痛、腹泻等患者。

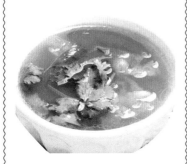

鱼肚番茄汤

【原料】番茄100克，鱼肚100克，花生油、香菜、鲜汤、大葱、食盐、胡椒粉、生抽、料酒、醋、香油各适量。

【制法】鱼肚放温水中浸泡8小时，再放入沸水锅中，用微火煮2小时至鱼肚能用手指掐透，再放在热水中浸泡备用。鱼肚切块，加上食盐和料酒，入沸水中焯一下，捞出控水；番茄用热水烫一下，切大片；香菜切段；葱切花。起油锅，将葱粒爆香，加入番茄片稍炒，再加入鱼肚、鲜汤、生抽、食盐和料酒烧煮2分钟，放入胡椒粉、醋调味，撒上香菜段，淋上香油即成。

【用法】佐餐食用。

【功效】健脾补气，温中暖胃，散热。适用于胃和十二指肠溃疡、脾胃虚弱、食欲减退、肾结石等患者。

冬瓜胡萝卜汤

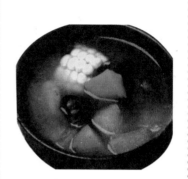

【原料】冬瓜600克，胡萝卜375克，玉米2个，冬菇5朵，瘦肉150克，姜片、食盐各适量。

【制法】胡萝卜去皮洗净，切块；冬瓜洗净，切厚块；玉米洗净，切段。冬菇浸软后，去蒂洗净；瘦肉洗净后切块。汤锅内加适量水烧沸，放入胡萝卜、冬瓜、玉米、冬菇、瘦肉、姜片，旺火煲滚后改慢火煲2小时，加食盐调味即成。

【用法】佐餐食用。

【功效】调中健胃，益肝明目，利尿。适用于胃病、脂肪肝等患者。

番茄豆腐汤

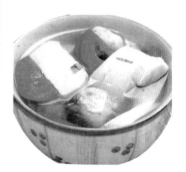

【原料】番茄250克，豆腐250克，鱼肉250克，发菜25克，肉汤、葱花、姜末、食盐、香油各适量。

【制法】将番茄洗净切块；豆腐切块；发菜洗净，沥干水，切成碎小段。鱼肉洗净，沥干水分，剁蓉，加入发菜及适量清水，搅至起胶，放入葱花搅匀，做成鱼丸子。将豆腐块放入锅中，加适量肉汤，大火煮沸后放入番茄，再煮至沸，放入鱼丸子煮熟，加姜末、食盐，淋入香油即成。

【功效】暖胃和中，平降肝阳，补虚益气。适用于胃病患者。

马蹄木耳汤

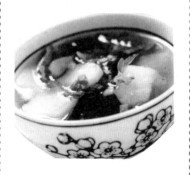

【原料】黑木耳20克，马蹄100克，鲜汤、食盐各适量。

【制法】将黑木耳用冷水发开，洗净，撕成碎块。马蹄用清水浸泡半小时，去皮，洗净，切成薄片。将马蹄与黑木耳同入锅中，加鲜汤适量，用大火煮沸后，改用中火继续煮15分钟后加食盐调味即成。

【用法】佐餐食用。

【功效】生津润肺，化痰利肠，消食除胀。适用于胃病患者。

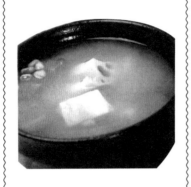

胡萝卜绿豆藕汤

【原料】胡萝卜 100 克，莲藕 4 节，绿豆 200 克，白糖适量。

【制法】将胡萝卜、莲藕分别洗净，去皮切块。绿豆洗净，浸泡半小时。置锅于火上，加入适量水，放入绿豆、莲藕、胡萝卜旺火煮熟，起锅前放入适量白糖调味即可。

【用法】佐餐食用。

【功效】健脾和胃，清热解毒，补肝明目，祛湿降脂。适用于胃病、脂肪肝、高脂血症、高血压、动脉硬化等患者。

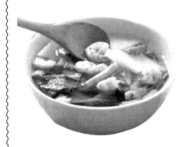

白萝卜三鲜汤

【原料】白萝卜 100 克，虾仁、红枣各 50 克，茶树菇 30 克，姜、香菜、白胡椒粉、水淀粉、料酒、食盐各适量。

【制法】将白萝卜洗净切片，茶树菇洗净切段，红枣洗净去核，姜洗净切片。将锅内加入适量清水，烧沸，下入茶树菇、红枣和姜，稍煮，再放入白萝卜。白萝卜熟透后，放入虾仁，再大火煮沸，加入辅料，调好口味，加入香菜即可。

【用法】佐餐食用。

【功效】增强记忆。适用于高血压、心血管病、肥胖症等患者。

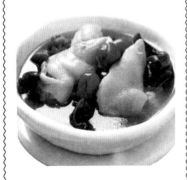

黑木耳猪蹄汤

【原料】猪蹄 500 克，黑木耳 20 克，红枣 20 颗，食盐适量。

【制法】猪蹄洗净，斩件，飞水。黑木耳洗净，用温水浸泡 30 分钟，去蒂洗净；红枣去核，洗净。将适量清水放入煲内，煮沸后加入以上材料，旺火煲沸后改用小火煲 3 小时，加食盐调味即可。

【用法】佐餐食用。

【功效】填肾精，健腰膝，滋胃液，补虚弱。适用于胃病、胃病手术后体虚等患者。

芹菜红枣汤

【原料】芹菜 700 克，红枣（干）200 克，猪肉 50 克，清汤、食盐适量。

【制法】分别将芹菜、红枣洗净，芹菜切片，猪肉剁成肉末。起油锅，加适量清汤煮沸，加入肉末煮熟。将芹菜、红枣放入沸水锅中略煮，加食盐调味即可。

【用法】佐餐食用。

【功效】平肝养胃，养血补虚，镇静安神。适用于胃病、脂肪肝、慢性肝炎、肝硬化等患者。

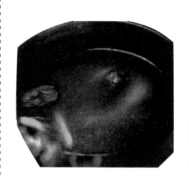

菠菜蛋汤

【原料】菠菜 200 克，鸡蛋 100 克，鸡汤、食盐、香油各适量。

【制法】菠菜洗干净，鸡蛋磕入碗内搅匀。锅内入鸡汤煮沸，放食盐调味，再放菠菜。将蛋液均匀浇入，煮沸后淋入适量香油即可。

【用法】佐餐食用。

【功效】修复人体组织，形成新的组织，消耗能量和参与复杂的新陈代谢过程。适用于胃肠病患者。

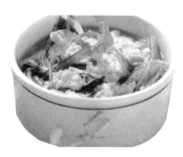

银耳木瓜汤

【原料】银耳 50 克，木瓜 1 个，干桂圆肉 20 克，冰糖适量。

【制法】木瓜洗净去皮去核，切丁；银耳泡发后撕成小朵；桂圆肉浸软，洗净。锅中加入清水适量，煲沸，将银耳、木瓜、桂圆放入。沸后改小火煲 1 小时，加入适量冰糖煮溶即可。

【用法】佐餐食用。

【功效】健脾养胃益气，润肠胃，生津液。适用于胃病患者。

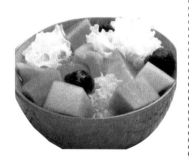

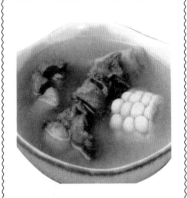

苦瓜玉米汤

【原料】苦瓜 300 克，玉米 100 克，排骨 250 克，食盐适量。

【制法】苦瓜剖开，挖去瓤和籽，洗净切块；玉米洗净切段；排骨斩件，入沸水中汆去血水。锅中加入适量清水，放入排骨、玉米、苦瓜大火煮沸。转小火慢煮 15 分钟，加入、食盐调味即可。

【用法】佐餐食用。

【功效】调中开胃，补中益气，益肺宁心。适用于胃病，脂肪肝等患者。

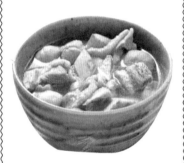

栗子芋头鸡汤

【原料】芋头 300 克，土鸡腿 100 克，板栗 50 克，香油、食盐、料酒、香油各适量。

【制法】将新鲜板栗洗净，用手撕去外膜；芋头去皮、切块，放入热油锅中煎至微黄。将土鸡腿洗净，取出骨头及腿筋，肉厚处用刀划开，再整只切块，放入沸水中汆烫。将所有主料、调料放入锅内，加入冷水淹满，用大火煮沸，再改用小火煮约 20 分钟，盛出前滴入数滴香油，再放入 1 大匙料酒即可。

【用法】佐餐食用。

【功效】益气健脾，厚补胃肠。适用于胃肠病患者。

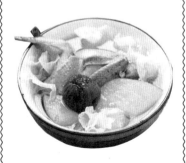

银耳鹌鹑汤

【原料】银耳 20 克，净鹌鹑 350 克，猪瘦肉 250 克，雪梨 250 克，蜜枣 20 克，生姜片、食盐各适量。

【制法】雪梨去核洗净切厚块；银耳浸发撕小朵洗净；蜜枣洗净。鹌鹑洗净切块；猪瘦肉洗净切片。将适量清水放入煲内，煮沸后加入鹌鹑、猪瘦肉、银耳、雪梨、蜜枣、姜片，旺火煲沸后改用小火煲 2 小时，加食盐调味即可。

【用法】佐餐食用。

【功效】健脾养胃，补中益气，清利湿热。适用于胃病、肝硬化患者。

金针菇豆芽汤

【原料】黄豆芽 100 克，金针菇 50 克，葱花、姜丝、食盐、香油各适量。

【制法】将黄豆芽、金针菇分别摘洗干净，沥水待用。砂锅上火添加适量开水，放入豆芽、金针菇、姜丝和食盐烧沸，小火煮约 15 分钟，见汤呈白色时再加入调味，撒上葱花，出锅装碗，淋入香油即成。

【用法】佐餐食用。

【功效】健胃，降脂。适用于慢性胃炎、脂肪肝、高脂血症、动脉硬化等患者。

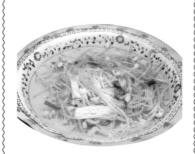

油菜玉菇汤

【原料】油菜心 200 克，豆腐 100 克，姬菇、滑子菇各 50 克，食盐、食用植物油、胡椒粉各适量。

【制法】将油菜心清洗干净，切成段；姬菇切成小丁，滑子菇洗净；豆腐切成薄片，放入油锅中炸成金黄色捞出，切块。锅中留余油，放入姬菇和滑子菇大火翻炒片刻，倒入少量清水，加食盐、胡椒粉调味。待锅内水烧开后放入油菜心、豆腐煮熟即可。

【用法】佐餐食用。

【功效】益智宁神，润肠通便。适用于胃病患者。

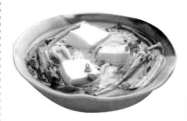

银耳蜜枣乳鸽汤

【原料】银耳 20 克，乳鸽 500 克，猪瘦肉 250 克，蜜枣 15 克，食盐适量。

【制法】乳鸽宰杀，去毛、去内脏，洗净；猪瘦肉洗净切片。银耳浸发，撕成小朵，洗净；蜜枣洗净。将适量清水放入煲内，煮沸后加入乳鸽、猪瘦肉、蜜枣、银耳，旺火煲沸后改用小火煲 2 小时，加食盐调味即可。

【用法】佐餐食用。

【功效】养胃生津，助消化，利尿通便。适用于胃病患者。

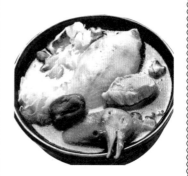

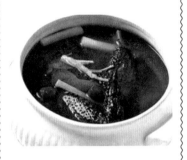

红枣乌鸡汤

【原料】乌鸡500克，猪瘦肉100克，鸡脚100克，红枣20克，枸杞子5克，老姜3克，葱段3克，党参3克，食盐适量。

【制法】将乌鸡洗净；猪瘦肉洗净，切块；鸡脚洗净，切段；红枣、枸杞子洗净。锅内放适量清水煮沸，放入乌鸡、猪瘦肉、鸡脚氽去血渍，倒出，用温水洗净。将乌鸡、猪瘦肉、红枣、鸡脚、党参、枸杞子、姜、葱放入炖盅内，加入适量清水炖2小时，调入食盐即可。

【用法】佐餐食用。

【功效】健脾和胃，养血益气。适用于脾胃不健、脂肪肝、面色苍白、神疲乏力、贫血、高血压、失眠、体虚血亏、肝肾不足等患者。

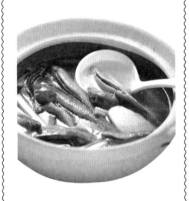

参芪泥鳅汤

【原料】泥鳅250克，去核红枣50克，黄芪、党参、山药各30克，姜、食盐、食用植物油各适量。

【制法】将泥鳅用清水养1~2天以去泥污，除去鳃及内脏，用适量食盐腌制，再用开水烫过。锅内放食用植物油烧热，放入泥鳅略炸后起锅，放姜爆香，铲起。将黄芪、党参、去核红枣、山药洗净，与泥鳅同放瓦煲里，加水适量，用小火煲2小时，调味后即可。

【用法】佐餐食用。

【功效】调节胃肠运动，抗溃疡，抑制胃酸分泌，降低胃蛋白酶活性，化疗放射线所引起的白细胞下降有提升。适用于胃病患者。

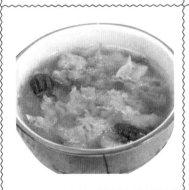

鸭肉银耳红枣汤

【原料】银耳10克，鸭肉100克，红枣25克，食盐适量。

【制法】将银耳用温水泡发，洗净撕小朵；红枣洗净，并泡于清水中备用；鸭肉洗净后切块。鸭肉连同银耳、红枣放入锅内，加入适量的清水用大火煮沸后，转小火熬制。待鸭肉烂熟后，加入适量的食盐调味即可。

【用法】佐餐食用。

【功效】补阴润肺，养胃生津。适用于胃病患者。

鱼片菠菜汤

【原料】菠菜100克，草鱼200克，鲜汤、葱段、姜丝、食盐、料酒、胡椒粉、香油各适量。

【制法】菠菜洗净切段；草鱼取鱼肉，洗净切片。起汤锅，锅内加鲜汤、葱段、姜丝、料酒、食盐、烧沸。下入鱼片滑透至熟后下菠菜，撒适量胡椒粉烧沸；盛入汤碗内，加香油即可。

【用法】佐餐食用。

【功效】暖胃和中，平降肝阳，益肠明目。适用于胃病、脂肪肝、虚劳、风虚头痛、肝阳上亢、高血压、头痛、久疟等患者。

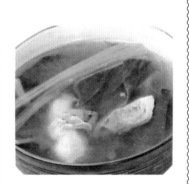

干贝蘑菇汤

【原料】干贝、蟹味菇各150克，葱花、姜末、鲜汤、料酒、食盐、香油各适量。

【制法】将干贝剔去筋，洗净后放入碗内，加适量清水，上笼蒸20分钟，取出撕成丝。将炒锅上火，放食用植物油烧热，下葱花、姜末煸炒，再加鲜汤、料酒、干贝、蟹味菇、食盐，用小火炖10分钟。淋上香油，装入汤碗即可。

【用法】佐餐食用。

【功效】抗癌，降低胆固醇，增强免疫力，延缓衰老，美容。适用于胃病患者。

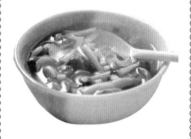

南瓜排骨汤

【原料】南瓜500克，排骨500克，红枣15克，干贝25克，食盐、姜片各适量。

【制法】南瓜去皮、去子，洗净切厚块；红枣洗净，去核；排骨斩件，焯去血水。干贝洗净，用清水浸软。将适量水放入煲内煲沸，放入排骨、干贝、南瓜、红枣、姜片旺火煲沸，改小火煲3小时，放食盐调味即可。

【用法】佐餐食用。

【功效】补益精气，滋补肝肾，养肝明目。适用于胃病患者。

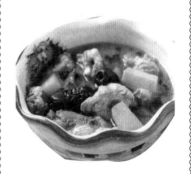

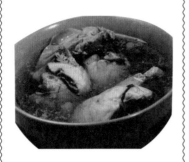

鸡肝枸杞汤

【原料】鸡肝 200 克，枸杞子 15 克，鸡汤、八角、食盐、白酒、姜汁各适量。

【制法】将鸡肝洗净切片，放入煮沸的鸡汤内，放入姜汁，稍煮片刻捞起。枸杞子和八角入汤内煮 30 分钟，然后加入鸡肝同煮沸。加入少许食盐、白酒调味即可。

【用法】佐餐食用。

【功效】健脾和胃，滋补肝肾，补肝明目。适用于胃病、脂肪肝、肝虚目昏、夜盲、阳痿、小儿疳积、妇人胎漏、遗尿等患者。

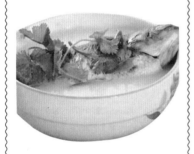

砂仁陈皮鲫鱼汤

【原料】鲫鱼 300 克，砂仁 50 克，陈皮、香菜、姜、食盐、生油各适量。

【制法】将砂仁打碎，陈皮浸泡去瓤，香菜洗净；鲫鱼宰杀洗净，去鳞、内脏；将鲫鱼置生油锅内慢火煎至两边微黄。把陈皮与姜放进瓦煲内，加入适量水，武火煲沸后加入鲫鱼，滚后改为温火煲 2 小时。加入砂仁稍滚，调入适量香菜、食盐、生油即可。

【用法】佐餐食用。

【功效】温中散寒，补脾开胃。适用于胃寒腹痛、食欲减退、消化不良、虚弱无力等患者。

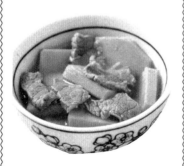

南瓜牛肉汤

【原料】南瓜 500 克，瘦牛肉 50 克，生姜 15 克，食盐适量。

【制法】南瓜去皮切片，瘦牛肉洗净切片，生姜洗净切片。瘦牛肉、生姜入锅，加水 1500 毫升清炖至八成熟后，加入南瓜同炖至熟烂。加食盐调味即成。

【用法】佐餐食用。

【功效】开胃益中，预防胃癌，舒缓神经。适用于胃病、胃虚等患者。

茼蒿丸子汤

【原料】茼蒿 300 克，牛肉 200 克，姜、蒜各 10 克，芡粉 10 克，鲜汤、食盐、胡椒各适量。

【制法】茼蒿择洗净切段，牛肉、姜、蒜剁末，芡粉调水备用。芡粉水倒入牛肉末中，加姜、蒜末一同和匀。起汤锅，加适量鲜汤煮沸，牛肉末捏丸子入锅煮约 3 分钟，放入茼蒿，加食盐、胡椒调味，煮沸后起锅即可。

【用法】佐餐食用。

【功效】调和脾胃，润肺补肝，宽中理气。适用于胃病、脂肪肝等患者。

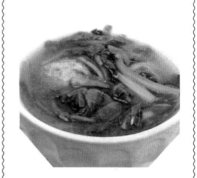

乌豆鲶鱼汤

【原料】鲶鱼 500 克，猪瘦肉 300 克，鲜鸡脚 100 克，乌豆 50 克，姜、葱、食盐各适量。

【制法】将鲶鱼剖好，鲜鸡脚斩件，猪瘦肉切粒，姜去皮、切段。锅内烧水，待水开时，将鲶鱼、猪瘦肉、鲜鸡脚煮净血水，用清水冲净。准备炖盅一个，将鲶鱼、猪瘦肉、鸡脚、乌豆、姜、葱放入炖盅，加入适量清水，炖 2.5 小时，加入食盐调味即可。

【用法】佐餐食用。

【功效】清除体内自由基，养颜美容，增加肠胃蠕动。适用于胃病患者。

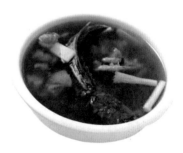

南瓜百合汤

【原料】南瓜 300 克，百合 25 克，枸杞子 15 克，冰糖 30 克。

【制法】将南瓜去皮，切成小块，放入锅中。百合洗净，掰成一瓣一瓣，放入锅中。锅中放入少许枸杞和冰糖，加适当的清水，旺火煮至南瓜熟即可。

【用法】佐餐食用。

【功效】开胃益中，宁心安神，消炎镇痛，解毒杀虫。适用于胃病患者。

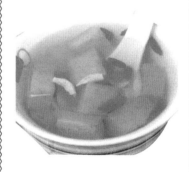

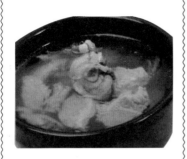

瘦肉田鸡汤

【原料】田鸡 500 克，冬瓜 500 克，淡菜 20 克，猪肉（瘦）200 克，姜片、陈皮、食盐各适量。

【制法】冬瓜去皮去核，切小块；淡菜洗净，用清水浸 1 小时；瘦肉切厚片；陈皮用清水浸软，刮去瓤，洗净。田鸡宰杀后，剥去皮，切去脚趾，洗净斩件，放入沸水中煮 5 分钟捞起洗净；瘦肉放入沸水中煮 5 分钟，捞起洗净。将田鸡、瘦肉、淡菜、冬瓜、陈皮、姜片放入炖盅内，加入开水 1 杯或适量，盖上炖盅盖，小火炖 4 小时，下食盐调味即可。

【用法】佐餐食用。

【功效】益胃，健脾，除热，强体魄。适用于胃病、脂肪肝等患者。

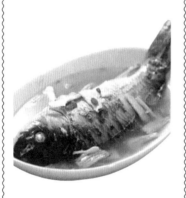

当归鲤鱼汤

【原料】鲤鱼 750 克，当归、白芷、黄芪、枸杞子、红枣、姜、葱、食盐各适量。

【制法】将当归、白芷、黄芪、枸杞子洗净，红枣去核，姜切片，葱切段。将鲤鱼宰杀干净，锅中倒入适量清水，放入鲤鱼、当归、白芷、黄芪、枸杞子、红枣、姜、葱，煮至鲤鱼熟。加食盐调味即可。

【用法】佐餐食用。

【功效】散风，驱寒，燥湿，镇痛。适用于胃病、风寒感冒、头痛、湿盛久泻、齿痛、目痒泪出、鼻塞、瘙痒疥癣等患者。

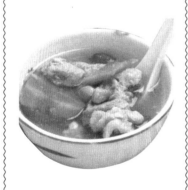

木瓜排骨汤

【原料】木瓜 1 个，排骨 450 克，花生仁 120 克，红枣 5 枚，食盐适量。

【制法】木瓜去皮和子，洗净切厚块。花生仁用清水浸泡半小时；排骨洗净剁块入沸水中焯去血水；红枣（去核）洗净。将排骨、木瓜、花生仁、红枣放入砂锅内，加清水适量，用大火煮沸后，改用小火炖 3 小时，加食盐调味即可。

【用法】佐餐食用。

【功效】帮助消化，消暑解渴，润肺止咳。适用于胃病患者。

冬瓜黄鱼汤

【原料】小黄鱼 500 克，冬瓜 150 克，猪腿肉 75 克，葱段、姜片、蒜片、料酒、食盐各适量。

【制法】小黄鱼刮鳞、去鳃及内脏，洗净沥水；猪腿肉切片；冬瓜去皮、去瓤切块。架汤锅，加适量清水，放入葱段、姜片、蒜片、料酒、猪肉、冬瓜一起煮沸。再放入小黄鱼大火煮沸，再转小火熬煮至熟，下食盐调味即可。

【用法】佐餐食用。

【功效】利膈爽胃，解毒透疹，养肝明目。适用于胃病、脂肪肝等患者。

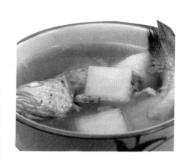

马蹄海蜇汤

【原料】海蜇、马蹄各 200 克，食盐适量。

【制法】将马蹄洗净，去皮，切片。将海蜇用开水洗净，去杂质，切成小块。将海蜇、马蹄一起放入砂锅内煮汤，加食盐调味即可。

【用法】佐餐食用。

【功效】促进人体生长发育和维持生理功能，调节酸碱平衡。适用于热病津伤口渴、糖尿病、咳嗽多痰、咽干喉痛、消化不良、尿便不利、癌症、高血压、便秘、糖尿病尿多、尿淋沥涩通、尿路感染等患者。

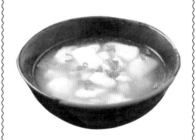

木瓜花生排骨汤

【原料】木瓜 250 克，排骨 500 克，花生 50 克，红枣 20 克，食盐适量。

【制法】木瓜去皮，去核，洗净切成大块；花生浸泡 30 分钟，洗净；红枣洗净，去核。排骨洗净，斩件，飞水。将适量清水放入煲内，煮沸后加入以上材料，旺火煲沸后改用小火煲二三个小时，下食盐调味即可。

【用法】佐餐食用。

【功效】开胃益中，帮助消化，预防胃溃疡。适用于胃病患者。

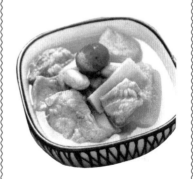

木瓜乌鸡汤

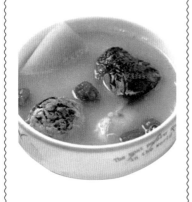

【原料】乌鸡 400 克，木瓜 500 克，猪脊骨 200 克，猪瘦肉 150 克，红枣 10 克，老姜 5 克，食盐 5 克。

【制法】将猪脊骨、猪瘦肉、乌鸡斩件；木瓜去皮、籽，切块。在锅内放适量清水煮沸，放入猪脊骨、猪瘦肉、乌鸡氽去血渍，倒出洗净。用砂锅装水，用大火煲滚后，放入猪脊骨、木瓜、猪瘦肉、乌鸡、红枣、老姜，煲 2 小时调入食盐后即可。

【用法】佐餐食用。

【功效】健脾养胃，滋养肝肾，养血益精。适用于脾胃不健、肝肾不足、脂肪肝、体虚血亏的产妇等患者。

黄豆排骨鸡脚汤

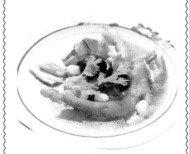

【原料】黄豆 50 克，鸡脚 500 克，排骨 250 克，红枣 20 克，生姜 2 片，食盐适量。

【制法】鸡脚切去趾甲，洗净，飞水；排骨洗净，斩件，飞水。黄豆浸泡 3 小时，洗净；红枣洗净。将适量清水放入煲内，煮沸后加入鸡脚、排骨、黄豆、红枣、姜片，大火煲沸后改用小火煲 2 小时，下食盐调味即可。

【功效】健脾利湿，益血补虚，滋阴壮阳。适用于胃病患者。

雪蛤莲子鸡汤

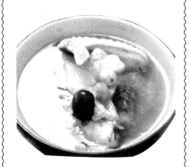

【原料】莲子 60 克，鸡肉 500 克，雪蛤膏 20 克，红枣 20 克，生姜 2 片，食盐适量。

【制法】鸡肉洗净，切片，飞水。雪蛤膏用清水浸胀，挑净污垢，洗净；红枣、莲子洗净。将适量清水放入煲内，煮沸后加入鸡肉、雪蛤膏、莲子、红枣、生姜片，猛火煲滚后改用慢火煲 2 小时，下精盐调味即可。

【用法】佐餐食用。

【功效】温中益气，补虚填精，健脾胃，活血脉。适用于胃病患者。

黄豆瘦肉汤

【原料】黄豆 100 克，猪瘦肉 500 克，桑叶 15 克，茅根 15 克，姜 3 片，食盐适量。

【制法】将桑叶、茅根、姜片洗净；黄豆浸泡片刻，捞出，洗净；猪瘦肉洗净，切块。往砂锅内放适量清水煮沸，放入猪瘦肉，余去血渍，捞出洗净。将桑叶、茅根、姜片、黄豆放入砂锅内，加入适量清水，大火煮沸后，改用小火煲约 2.5 小时，加食盐、调味即可。

【用法】佐餐食用。

【功效】健脾益胃，清热祛湿。适用于胃病、脂肪肝等患者。

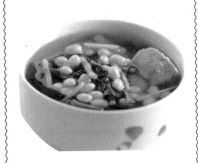

黄豆海带汤

【原料】泡黄豆 30 克，水发海带 150 克，生姜 10 克，葱 10 克，猪骨汤、植物油、食盐各适量。

【制法】水发海带洗净，切成粗丝；生姜洗净切片；葱切葱花。锅内加植物油烧热，下姜片炝锅，加猪骨汤适量，加入黄豆、海带，用中火煮约 5 分钟。调入食盐，用大火煮熟，撒入葱花即可。

【用法】佐餐食用。

【功效】健脾养胃，消痰软坚，泄热利水，止咳平喘。适用于胃病患者。

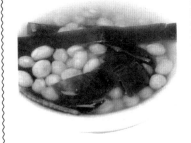

黄豆猪手汤

【原料】黄豆 100 克，猪手 750 克，冬菇 50 克，生姜片、食盐各适量。

【制法】猪手洗净，斩件，飞水。黄豆浸泡 30 分钟，洗净；冬菇用温水浸软，去蒂洗净。将适量清水放入煲内，煮沸后加入猪手、黄豆、冬菇、生姜片，大火煲沸后改用小火煲 2 小时，下食盐调味即可。

【用法】佐餐食用。

【功效】补血消肿，开胃消食，防癌抗癌。适用于胃病患者。

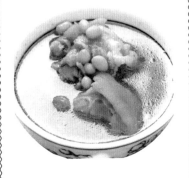

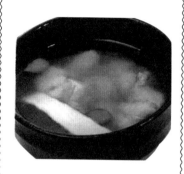

淮芪鸡汤

【原料】鸡1只，淮山10克，黄芪10克，杏仁5克，姜片5克，食盐适量。

【制法】鸡洗净后剁成四块氽水，淮山、黄芪、杏仁洗净。鸡肉和洗净的淮山、黄芪、杏仁、姜，加食盐放进砂锅内。加水，大火煮沸，转小火焖至肉熟汤浓，起锅即可。

【用法】佐餐食用。

【功效】润肺养胃，滋阴益气，生津润燥，行气补脑。适用于胃病、脂肪肝等患者。

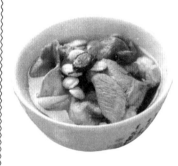

扁豆山楂肾肉汤

【原料】扁豆60克，鲜鸭肾3个，猪腱肉300克，山楂50克，陈皮1小块，食盐适量。

【制法】陈皮、山楂、扁豆分别洗净。将鸭肾用清水洗干净，切大块；猪腱肉洗净切片，飞水。煲内加入适量清水煮沸，放入扁豆、鲜鸭肾、猪腱肉、山楂、陈皮，煮沸后改小火煲2小时，下食盐调味即可。

【用法】佐餐食用。

【功效】开胃消食，平喘化痰。适用于胃病患者。

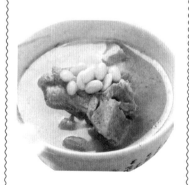

黄豆排骨汤

【原料】黄豆200克，排骨500克，姜片、食盐各适量。

【制法】猪排骨洗净，斩件，入沸水中焯去血水。黄豆浸泡30分钟，洗净。将适量清水加入煲内煮沸，放入黄豆、排骨、姜片再次煮沸后改小火煲二三个小时，下食盐调味即可。

【用法】佐餐食用。

【功效】开胃消食，滋阴壮阳，益精补血。适用于胃病患者。

豆腐芋头汤

【原料】芋头 500 克，胡萝卜 250 克，豆腐 200 克，豆豉 50 克，肉苁蓉 20 克，鲜汤、食盐各适量。

【制法】胡萝卜去皮，洗净切块；芋头去皮，洗净切块。豆豉、肉苁蓉洗净；豆腐切小方块。将适量鲜汤放入煲内，煮沸后加入芋头、胡萝卜、豆腐、豆豉、肉苁蓉，大火煲沸后改用小火煲 1 小时，下食盐调味即可。

【用法】佐餐食用。

【功效】补中益气，清热润燥，生津止渴，清洁肠胃。适用于胃病患者。

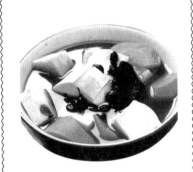

丝瓜玉米汤

【原料】玉米粒 100 克，丝瓜 500 克，虾皮 15 克，食盐、骨头汤、葱花、姜末各适量。

【制法】丝瓜刮去薄层外皮，洗净后切滚刀块。玉米粒洗净，放入锅内，加骨头汤适量，大火煮沸后，改用小火煨煮至玉米粒酥烂。放丝瓜块及虾皮煮熟，下葱花、姜末，加食盐调味，以小火煨煮片刻即成。

【用法】佐餐食用。

【功效】清除胃热，健脾开胃。适用于胃病患者。

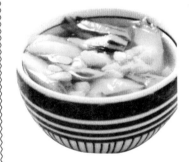

枸杞鹌鹑蛋汤

【原料】鹌鹑蛋 10 个，枸杞子 30 克，食盐适量。

【制法】枸杞子洗净，浸泡 30 分钟；鹌鹑蛋去壳，打入碗中，搅拌成蛋液。将适量清水放入煲内，煮沸后放入枸杞子煮 10 分钟。倒入蛋液，搅拌均匀，加食盐调味即可。

【用法】佐餐食用。

【功效】防癌抗癌，健胃消食，养肝滋肾。适用于胃病患者。

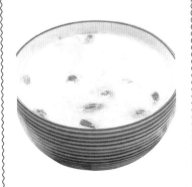

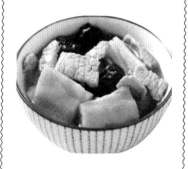

瘦肉莲藕汤

【原料】莲藕 600 克，红枣 10 颗，生地黄 60 克，猪瘦肉 250 克，食盐适量。

【制法】生地黄洗净；红枣去核，洗净；莲藕去节，擦洗干净，切成块。猪瘦肉洗净，沥干水分，切块。将猪瘦肉、莲藕、红枣、生地黄一同放入瓦煲内，加清水适量，煮沸后，改用中小火煲 2.5 小时，加食盐调味即可。

【用法】佐餐食用。

【功效】滋阴润燥，补脾开胃。适用于胃病、胃病术后体虚等患者。

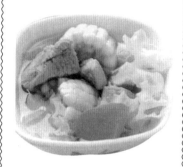

玉米瘦肉汤

【原料】玉米 100 克，猪瘦肉 400 克，胡萝卜 200 克，雪耳 30 克，鲜汤、食盐各适量。

【制法】猪瘦肉洗净，切成块，飞水备用。玉米洗净切成小段，胡萝卜洗净切块；雪耳用水泡发，洗净撕成小朵。瓦煲内加适量鲜汤煮沸，放入猪瘦肉、玉米段、胡萝卜、雪耳旺火煮沸后改小火煲 2 小时，下食盐调味即可。

【用法】佐餐食用。

【功效】防癌，健脑，健脾养胃。适用于胃病患者。

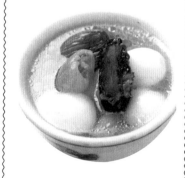

黑枣鹌鹑蛋汤

【原料】鹌鹑蛋 10 个，黑枣 50 克，桂圆肉 30 克，蜜枣 15 克，食盐适量。

【制法】黑枣去核，洗净；桂圆肉、蜜枣洗净。鹌鹑蛋煮熟，去壳。将黑枣、桂圆肉、蜜枣、鹌鹑蛋一同放入煲内，加入适量清水，煮沸后用慢火煲 1 小时，下食盐调味即可。

【用法】佐餐食用。

【功效】滋补肝肾，润燥生津，助消化。适用于胃病患者。

莲藕乳鸽汤

【原料】莲藕 500 克，黑豆 100 克，陈皮少许，红枣 4 颗，净乳鸽 1 只，食盐适量。

【制法】先将黑豆放入铁锅中，干炒至豆衣裂开，再洗干净，晾干水。将乳鸽、莲藕、陈皮和红枣分别洗干净，莲藕切成厚片，红枣去核。瓦煲内加入适量清水，先用旺火煲至水沸，然后放入乳鸽、莲藕、黑豆、红枣、陈皮煮沸，改用中火煲 3 小时，加入少许食盐调味即可。

【用法】佐餐食用。

【功效】滋阴润燥，补中益气，清利湿热。适用于胃病患者。

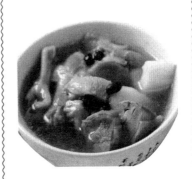

鹌鹑蛋蒸老鸡汤

【原料】鹌鹑蛋 12 个，天冬 20 克，党参 15 克，老鸡 1 只，香油、食盐、姜各适量。

【制法】将鸡洗净，去除内脏，分别将鸡头和鸡脚塞进胸腔和腹腔内；鹌鹑蛋煮熟后剥去壳；姜洗净后切片。鸡腹向上，放在大汤碗内，添上切薄的党参和天冬，再加水至淹没鸡只。放进蒸笼内用慢火蒸 2 小时；往碗内放入鹌鹑蛋和姜片，加少许食盐和香油，再蒸约 5 分钟即可。

【用法】佐餐食用。

【功效】补益气血，强身健脑，保护胃壁黏膜。适用于胃病、日常食少反胃、虚损羸瘦、体弱乏力等患者。

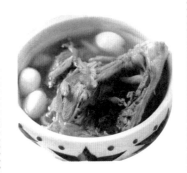

雪耳鹌鹑蛋汤

【原料】鹌鹑蛋 10 个，雪耳 30 克，食盐适量。

【制法】鹌鹑蛋去壳，拌成蛋液备用。雪耳提前浸泡，洗净，撕成小朵。锅中加适量清水煮沸，放入雪耳煮 15 分钟，倒入鹌鹑蛋液再煮 10 分钟，加食盐调味即可。

【用法】佐餐食用。

【功效】润肠，益胃，补气，和血。适用于胃病患者。

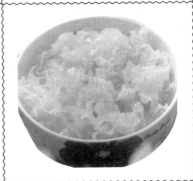

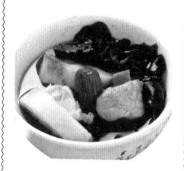

莲藕排骨汤

【原料】莲藕 200 克，排骨 600 克，生地黄 30 克，黑木耳 15 克，蜜枣 20 克，食盐适量。

【制法】莲藕刮皮，洗净切块；排骨斩件，洗净，飞水。生地黄、黑木耳浸泡 1 小时，洗净，黑木耳去蒂切小块；蜜枣洗净。将适量清水放入煲内，煮沸后加入排骨、莲藕、生地黄、黑木耳、蜜枣，旺火煲沸后改用小火煲 2.5 小时，下食盐调味即可。

【用法】佐餐食用。

【功效】养胃健脾，滋阴壮阳，益精补血。适用于胃病患者。

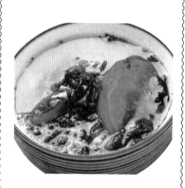

番茄鹌鹑蛋汤

【原料】鹌鹑蛋 10 个，番茄 250 克，紫菜 20 克，花生油、食盐各适量。

【制法】番茄洗净，切成片状；紫菜提前 15 分钟浸泡，洗净。鹌鹑蛋去壳，搅拌成蛋液待用。锅内加清水煮沸，加入番茄、紫菜、花生油，用大火煮沸，倒入蛋液搅拌，加食盐调味即可。

【用法】佐餐食用。

【功效】生津止渴，健胃消食，清热解毒。适用于胃病患者。

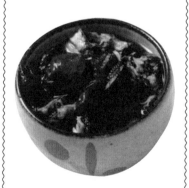

乌鸡雪蛤汤

【原料】净乌鸡半只，雪蛤膏 10 克，红枣 10 个，食盐、姜片各适量。

【制法】雪蛤膏挑去杂质，浸泡 5 小时，待充分膨胀后，再剔除深褐色丝筋，洗净。红枣去核，洗净；乌鸡斩件，氽水。将乌鸡、雪蛤膏、红枣与姜片置于炖盅内，加入适量冷水，加盖，小火隔水炖 4 小时，加食盐调味即可。

【用法】佐餐食用。

【功效】健脾益胃，补中益气，养血安神。适用于胃病患者。

第五节　药　茶　方

　　茶饮包括药茶及药饮。药茶是指用茶及药物按一定比例制成的供饮用的液体。茶方有的含有茶叶，有的不含茶叶，也有的药物是经晒干、粉碎制成的粗末制品。药饮是将药物或者食品经浸泡或压榨，煎煮，提取分离而制成的有效成分含量比较高的饮用液体。药膳茶饮不同于其他药膳食品，其基本原料是中药或者茶叶，而食品仅占很小的比例。

香菇茶

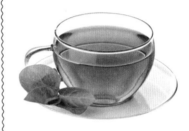

　　【原料】香菇（干品）5个。

　　【制法】先将香菇去杂，洗净，切成细丝，放入杯中，用煮沸的水冲泡，加盖，闷15分钟即可饮用。

　　【用法】当茶频饮，一般可冲泡3~5次。

　　【功效】补益胃气，降脂降压。适用于慢性胃炎、高脂血症、高血压等患者。

川贝苹果饮

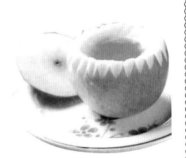

　　【原料】苹果100克，川贝母末10克，蜂蜜适量。

　　【制法】将苹果洗净，平切盖，挖空心。在空心处放入川贝母末、蜂蜜。将盖盖好，用牙签固定，隔水炖2小时。

　　【用法】代茶饮用。

　　【功效】软坚散结，润肺镇咳，提神醒脑。适用于胃肠病、虚劳久咳、肺热燥咳、肺痈吐脓、瘰疬结核、乳痈、疮肿等患者。

蜜糖红茶

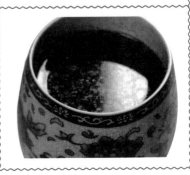

　　【原料】红茶5克，蜂蜜、红糖各适量。

　　【制法】红茶放入保温杯内，用沸水冲泡，加盖闷片刻，备用。调入适量蜂蜜、红糖即可。

　　【用法】代茶饮用。

　　【功效】益气补血，暖胃健脾。适用于胃病患者。

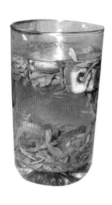

山楂绿茶

【原料】新鲜山楂 5 枚，绿茶 3 克。

【制法】先将鲜山楂拣杂，洗净后，切成片，并且将其核敲碎，与茶叶一起放入茶杯中，用沸水冲泡，加盖，闷 15 分钟即可饮用。

【用法】当茶频饮，一般可冲泡 3~5 次。

【功效】健胃消食，活血化瘀，清热降火。适用于胃病，气滞血瘀型高脂血症等患者。

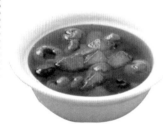

芦荟桂圆汁饮

【原料】桂圆 100 克，芦荟 50 克，红枣 50 克，枸杞子、冰糖各适量。

【制法】将芦荟去皮切块，稍余烫，去苦涩味。将红枣、桂圆、冰糖、枸杞子放入锅内，加水焖煮 15 分钟。加入芦荟用大火煮沸即可。

【用法】代茶饮用。

【功效】抗炎，修复胃黏膜，镇痛，调节血糖代谢，促进胃溃疡面愈合，抗感染。适用于胃炎、胃溃疡、烧、烫伤等患者。

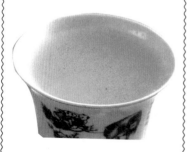

姜汁蜜茶

【原料】生姜 10 克，蜂蜜 30 克。

【制法】生姜去皮，洗净，切成小块备用。姜块放入榨汁机中压榨成姜汁，加入适量凉开水，加蜂蜜搅匀即可。

【用法】代茶饮用。

【功效】健脾，暖胃。适用于胃病患者。

桂花山药莲藕糖水

【原料】山药 200 克，莲藕 150 克，桂花 10 克，糖适量。

【制法】将莲藕和山药都分别去皮洗净，切成片。把莲藕片、山药片、桂花放入锅内加水煮 20 分钟。往锅里加糖搅匀，煮至糖完全溶化即可。

【用法】代茶饮用。

【功效】益胃补肾，固肾益精，聪耳明目，化痰，止咳，平喘，健脾补肺，助五脏，强筋骨，安神，延年益寿。适用于胃病、冠心病等患者。

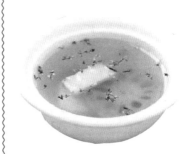

猕猴桃水梨汁饮

【原料】猕猴桃 150 克，梨 50 克，柠檬 30 克，冰块适量。

【制法】将猕猴桃剥去皮，切片；梨子去皮、核，切小丁；柠檬切片。取榨汁机，依次放入猕猴桃片、梨子丁、柠檬、冰块，打成汁后搅拌均匀即可。

【用法】代茶饮用。

【功效】养颜美白，抗衰老，强化免疫系统，促进伤口愈合和对铁质的吸收，抑制抑郁症，补充脑力所消耗的营养。适用于胃肠病患者。

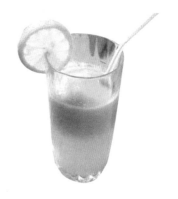

土豆莲藕汁饮

【原料】土豆 200 克，莲藕 100 克，蜂蜜 15 克。

【制法】土豆洗净，去皮，切块；莲藕洗净，去皮，切成小块后备用。将土豆块与莲藕块一同下入沸水锅内煮熟，放入搅拌机中搅成糊状，将土豆莲藕糊倒入碗中，加入冰块和凉开水搅匀，放入蜂蜜调味即可。

【用法】代茶饮用。

【功效】补脾，开胃，止泻。适用于胃病患者。

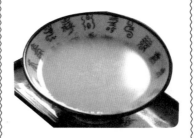

蒲公英绿豆糖水

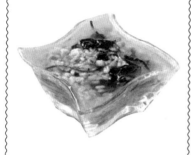

【原料】蒲公英 30 克，绿豆 80 克，大米 20 克，糖 100 克。

【制法】将蒲公英用温水浸泡 30 分钟，洗净并滤去水分；绿豆和大米洗净，去除杂质。将大米和绿豆放入锅中，加水煮 30 分钟，捞起豆壳。往锅中加蒲公英，用大火煮 30 分钟，放入糖拌匀即可。

【用法】代茶饮用。

【功效】健脾养胃，清热解毒，散结消肿，除湿利尿。适用于胃脘疼痛、冠心病、肠痈诸疮肿毒、痄腮、瘰疬、风火赤眼、咽肿喉蛾、泄泻痢疾、黄疸、小便淋痛、噎膈癌肿、蛇虫咬伤等患者。

西米猕猴桃糖水

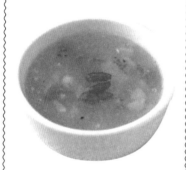

【原料】西米 100 克，猕猴桃 100 克，枸杞子、白糖各适量。

【制法】将西米洗净，用水泡发 2 小时至透，猕猴桃去皮切成粒；枸杞子洗净。将锅洗干净，加入适量水，烧开，加入西米，煮约 3 分钟。再加入猕猴桃、枸杞子，调入适量白糖，用小火煮透，盛入碗内即可。

【用法】代茶饮用。

【功效】健脾润肺，化痰止咳。适用于脾胃虚弱、消化不良、产后病后恢复、神疲乏力、肺气虚、肺结核、肺痿咳嗽等患者。

橘子山楂汁饮

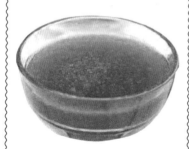

【原料】橘子 250 克，山楂 100 克，冰糖适量。

【制法】将橘子剥皮去络，榨汁；山楂洗净。将山楂入沸水锅中煮烂取汁。将冰糖、橘子汁倒入山楂汁中，搅拌均匀即可。

【用法】代茶饮用。

【功效】消食健胃，活血化瘀，消除疲劳，美容润肤，抗衰老。适用于胃病、冠心病等患者。

姜梨饮

【原料】秋梨 100 克，姜 25 克，红糖适量。

【制法】分别把姜、秋梨洗净，切成薄片。把姜片、秋梨片放入砂锅内，加入适量清水。先用大火煮沸，再改小火煮 15 分钟，加入红糖调味即可。

【用法】代茶饮用。

【功效】祛痰止咳，养护咽喉，清热镇静。适用于胃肠病患者。

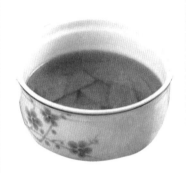

甘薯姜汁糖水

【原料】甘薯 500 克，糖 150 克，姜适量。

【制法】将甘薯去皮洗净，切块；姜洗净去皮，切块。将锅置火上，倒入清水煮至沸腾，加入甘薯、姜沸煮 5 分钟。加糖煮至糖完全溶化即可。

【用法】代茶饮用。

【功效】润肠，益胃。适用于肠胃消化不良、冠心病等患者。

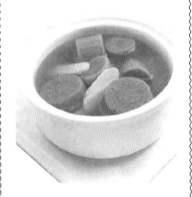

海带白萝卜糖水

【原料】白萝卜 200 克，海带 150 克，冰糖适量。

【制法】将海带切丝，白萝卜切四方丁块。将海带、白萝卜入锅内，加适量清水、冰糖，大火煮开后转小火煮 5 分钟即可。

【用法】代茶饮用。

【功效】降血压，防治动脉硬化，促进有害物质排泄。适用于缺碘、甲状腺肿大、高血压、高血脂、冠心病、糖尿病、动脉硬化、骨质疏松、营养不良性贫血及肝硬化腹水和神经衰弱等患者。

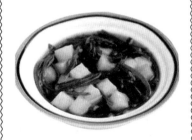

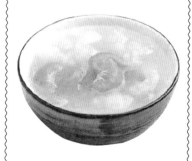

银耳橘子糖水

【原料】银耳 20 克，橘子 200 克，冰糖、淀粉各适量。

【制法】将橘子剥皮去络，银耳浸泡撕碎，淀粉加水调成水淀粉。将锅置火上，锅中入橘子、银耳、冰糖、清水煮至沸腾。加入水淀粉勾芡即可。

【用法】代茶饮用。

【功效】开胃理气，止咳润肺。适用于胃病、冠心病等患者。

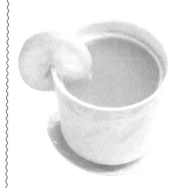

菠萝柠檬芹饮

【原料】菠萝 200 克，西芹 100 克，柠檬 50 克，冰块、蜂蜜各适量。

【制法】将西芹洗净，切成小块，加适量冷开水放入果汁机中打汁。将菠萝、柠檬去皮切成小块，与冰块、蜂蜜一起放入步骤 1 的西芹汁中，再一起打成汁即可。

【用法】代茶饮用。

【功效】改善血液的成分，促进心脑和血管功能，保护肝脏，促使肝细胞再生，抑制脂肪肝的形成。适用于胃病、便秘、高血压、支气管哮喘等患者。

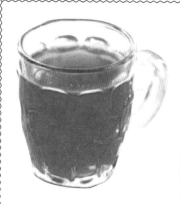

黑木耳红枣饮

【原料】黑木耳 30 克，红枣 50 克，冰糖适量。

【制法】将黑木耳用温水泡发，择去蒂，红枣洗净去核。锅中倒入适量清水，放入黑木耳、红枣、冰糖煮至沸。去渣留汁即可。

【用法】代茶饮用。

【功效】滋肾养胃，补血。适用于胃病、冠心病、骨质疏松、产后贫血等患者。

猕猴桃圆白菜汁饮

【原料】猕猴桃 60 克，圆白菜 200 克，柠檬 20 克，冰块、蜂蜜各适量。

【制法】将圆白菜叶洗净，切小块，余水捞出，加少许冷开水放入果汁机搅拌成汁。将猕猴桃、柠檬分别去皮，切小块，与蜂蜜、冰块一起放入圆白菜汁中。再开机搅拌，打匀即可。

【用法】代茶饮用。

【功效】促进肠胃蠕动，帮助人体消化。适用于胃病，冠心病等患者。

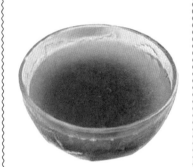

桑葚大枣饮

【原料】桑葚 30 克，百合 30 克，红枣 10 克，橄榄、冰糖各适量。

【制法】将红枣洗净去核。将桑葚、百合、红枣、橄榄、冰糖放入瓦煲内，加水焖约 30 分钟。去渣取汁即可。

【用法】代茶饮用。

【功效】刺激肠道蠕动，促进消化，帮助排便，润泽肌肤，抗衰老，明目，抗过敏，除腥臭怪味，宁心安神，益智健脑，增强食欲。适用于胃肠病患者。

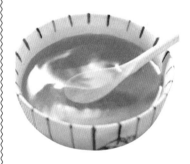

山楂乌梅糖水

【原料】乌梅 250 克，山楂 250 克，桂花、甘草、冰糖各适量。

【制法】将乌梅、山楂用清水泡开。将锅置火上，乌梅、山楂、桂花、甘草、冰糖和清水入锅中以小火熬煮 3 小时即可。

【用法】代茶饮用。

【功效】入胃生津，安蛔镇咳。适用于胃病、冠心病等患者。

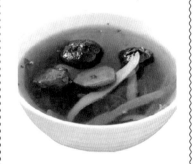

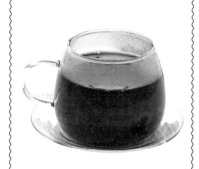

山楂银花茶

【原料】生山楂片 450 克，金银花 50 克，白糖适量。

【制法】先将山楂片、金银花除去杂质，置于砂锅，先用文火炒片刻，再加入白糖用旺火炒成糖钱，放凉后置于干净的容器内密封，用时取少许，用沸水冲泡即可。

【用法】每日 1~2 次，代茶饮用。

【功效】消食开胃，降脂降压。适用于胃病、冠心病合并高脂血症等患者。